Mosaik bei
GOLDMANN

Buch

Fast zwei Drittel aller Erwachsenen leiden an einer Unverträglichkeit gegen Milchzucker (Laktoseintoleranz) oder an einer Allergie gegen Milcheiweiß. Noch bis vor kurzem galt als einzige wirkungsvolle Therapie, Milch und Milchprodukte gänzlich aus dem Speiseplan zu streichen. Doch jetzt haben Zellforscher herausgefunden, dass der Darm von Natur aus auf Milch eingestellt ist und man ihn meist so trainieren kann, dass er Milch wieder verträgt. Klaus Oberbeil erläutert leicht verständlich, welche Ursachen einer Laktoseintoleranz und einer Milcheiweißallergie zugrunde liegen und wie sich Verdauung und Stoffwechsel wieder auf den ungestörten Umgang mit Milch und Milchprodukten einstellen können. Denn Milch ist ein gesundes und wertvolles Nahrungsmittel, das in der täglichen Ernährung nicht fehlen sollte!

Autor

Klaus Oberbeil machte sich einen Namen als Medizinjournalist und Fachautor für Gesundheits- und Ernährungsthemen. Er ist bekannt aus Fernsehen, Hörfunk und den Printmedien. Der Spezialist für Molekularbiologie und Genforschung veröffentlichte bereits viele erfolgreiche Gesundheitsratgeber.

Von Klaus Oberbeil außerdem bei Mosaik bei Goldmann
Die Zuckerfalle (16843)

Klaus Oberbeil

Die Milchfalle

Allergisch gegen Milcheiweiß
und Milchzucker
Was Sie dagegen tun können

Mosaik bei
GOLDMANN

Alle Ratschläge und Hinweise in diesem Buch wurden vom
Autor und vom Verlag sorgfältig erwogen und geprüft. Eine
Garantie kann dennoch nicht übernommen werden. Eine
Haftung des Autors beziehungsweise des Verlags für Personen-,
Sach- und Vermögensschäden ist daher ausgeschlossen.

FSC
Mix
Produktgruppe aus vorbildlich
bewirtschafteten Wäldern und
anderen kontrollierten Herkünften
Zert.-Nr. SGS-COC-1940
www.fsc.org
© 1996 Forest Stewardship Council

Verlagsgruppe Random House FSC-DEU-0100
Das für dieses Buch verwendete FSC-zertifizierte Papier *Munken Print*
liefert Arctic Paper Munkedals AB, Schweden.

2. Auflage
Vollständige Taschenbuchausgabe September 2008
Wilhelm Goldmann Verlag, München,
in der Verlagsgruppe Random House GmbH
© 2006 by F.A. Herbig Verlagsbuchhandlung GmbH, München
Umschlaggestaltung: Design Team München
Umschlagfoto: Plainpicture/Johnér
Satz: Buch-Werkstatt GmbH, Bad Aibling
Druck und Bindung: GGP Media GmbH, Pößneck
LH · Herstellung: IH
Printed in Germany
ISBN 978-3-442-16956-6

www.mosaik-goldmann.de

Inhalt

Vorwort: Gesund leben mit Milchprodukten 9

KAPITEL I
Was versteht man unter Milchunverträglichkeit? 13
1 Wenn der Darm rebelliert 15
Die Beschwerden sind oft unberechenbar 16
2 Gute Nachrichten aus der Forschung 19
In der Regel kann der Körper alles verwerten 20
*Von einem gesunden Darm profitiert der ganze
Organismus* 23

KAPITEL II
Unser Darm: ein Wunderwerk der Natur 25
1 Die Ursache der Milchunverträglichkeit liegt
im Darm 27
Im Grunde lieben Darmzellen Milchprodukte 30
Wer wenig Milch trinkt, verträgt sie schlechter 32
Von Tieren und Pflanzen lernen 35
Ein Nervensystem für sich 36
Nur ein kranker Darm verträgt keine Milch 37
*Der Darm ist auf naturbelassene Nahrung
eingestellt* 39
2 Die Verdauung beginnt im Mund 43
*Schon beim Kauen werden Kohlenhydrate
vorverdaut* 43

Inhalt

Magensäure sorgt für gute Eiweißverwertung	44
Ohne die Enzyme der Bauchspeicheldrüse geht es nicht	46
Erst im Darm entscheidet sich, was wirklich verwertet wird	48
3 Das große Rätselraten über die Ursache von Darmbeschwerden	49
Für Blähungen gibt es viele Gründe	49
Wenn Vollkornprodukte Probleme machen	52

KAPITEL III

Volkskrankheit Laktoseintoleranz 55

1 Von Natur aus ist unser Darm auf Milch eingestellt	57
Ohne Milchzucker produziert der Darm keine Laktase	58
Die Laktasegene in den Zellen sind allzeit bereit	61
2 Das unerkannte Leiden	63
Nicht immer ist die Milch schuld	64
Die Beschwerden treten oft zeitverzögert auf	67
Auch Mundgeruch kann auf Laktoseintoleranz hindeuten	70
3 Wenn der Milchzucker zum Feind wird	74
Ohne Milch fehlen dem Körper wichtige Nährstoffe	75
Laktose ist gesund – solange sie im Dünndarm verdaut wird	77

Inhalt

4 Gesundheit beginnt im Darm 81
   Wunderwelt Darmflora 84
   Wenn die »bösen« Bakterien siegen 86
5 Schluss mit Laktoseintoleranz: Das Programm 89
   Der erste Schritt zur Genesung: Verzicht 89
   Probiotics: Neue Hilfe bei Laktoseintoleranz 98
   Das erste Milchprodukt nach 14 Tagen Abstinenz:
     Biojoghurt 106
   Noch mehr Sauermilchprodukte 109
   Machen Sie das Laktasegen wieder zu Ihrem
     Verbündeten 111
   Die richtige Ernährung hält den Darm gesund 118
   Alternative laktosefreie Milchprodukte? 122
   Können Arzneimittel helfen? 123
   Das 10-Schritte-Programm im Überblick 128

KAPITEL IV
Milchallergien müssen nicht sein 131
1 Was ist eine Milchallergie? 133
   Unser Immunsystem: Segen und Fluch zugleich 136
   Notfall anaphylaktischer Schock 142
   Nicht die Milch ist schuld an der Allergie, sondern
     der kranke Darm 143
2 Ein neuer Ansatz: Allergien durch Pilze 147
   Candidose – Wenn Pilze die Darmschleimhaut
     schädigen 148
3 Fortschritte in der Therapie 152
   Verzicht allein überwindet die Allergie nicht 153
   Neue Studien machen Hoffnung 155

Inhalt

4 Schluss mit Milchallergien: Das Programm 158
Keine Chance für böse Bakterien und Pilze 159
Mit Vitamin C gegen die Allergie 163
Die Rolle der Gewebshormone 165
Was sonst noch eine Rolle spielt bei Milchallergie ... 167
Das 10-Schritte-Programm im Überblick 169

KAPITEL V
Was Sie sonst noch über Milch wissen sollten 171
1 Milch: Ein von Natur aus rundum gesundes
Nahrungsmittel 173
Ein Schatz an Vitaminen und Spurenelementen 174
2 Haltbar gemachte Milch verliert an Qualität 175
Vorsicht H-Milch! 177
Veränderte Eiweißbausteine 181
Milchsäure: rechts- oder linksdrehend? 183
Gesund bleiben mit den richtigen
Milchprodukten 184

Register 187

Vorwort: Gesund leben mit Milchprodukten

Genauso wie ein rotbackiger Apfel oder eine üppig pralle Kartoffel zählt auch die Milch zu den volkstümlichsten Lebensmitteln. Doch leider: Viele Zeitgenossen vertragen sie nicht, ebenso wenig wie Sahne, Käse oder andere Milchprodukte. Der Grund: Laktoseintoleranz oder eine Allergie gegen Milcheiweiß. Davon betroffen sind, zumindest zeitweise, rund zwei Drittel aller Menschen; oft genügt schon ein einziger Teelöffel Sahne im Kaffee, und sie reagieren mit Blähungen, Darmkollern oder Durchfall. Die eigentliche Ursache bleibt meist unerkannt, und so mancher lebt jahre-, gar jahrzehntelang mit unerklärlichen Darmbeschwerden, die er mit Arzneimitteln aus der Apotheke vergeblich zu behandeln versucht.

Immer wieder lautet die Klage: »Nicht mal Eiscreme, einen Bienenstich aus der Konditorei, eine Portion Lasagne oder ein Käsebrötchen kann ich mir leisten. Und im Restaurant muss ich darauf achten, dass Salat, Suppe oder Bratensauce möglichst keine Sahne enthalten.« Ganz klar, dass darunter die Lebensqualität leidet. Genussvolles Essen gehört nun mal zu den wenigen sinnlichen Freuden, die wir uns verdient haben. Doch wenn man durch den Dau-

erverzicht auf Milch und Milchprodukte so radikal einge-
schränkt wird, kann man nur neidvoll zuhören, wie andere
von köstlichen, würzigen Käsesorten schwärmen. Oder zu-
gucken, wie sie sich im Cafe auf ein himmlisches Stück
Erdbeersahnetorte stürzen. Dabei läuft einem selbst das
Wasser im Mund zusammen. Der Trost von Freunden fällt
meist kümmerlich aus: »Frag doch mal die Bedienung, ob
sie auch was ohne Sahne haben, zum Beispiel Dinkelplätz-
chen oder Zwieback.« Tja, so ganz auf Milchprodukte verzichten müssen, bedeutet einen herben Verzicht auf so manche Annehmlichkeit im Leben.

Es gibt Hoffnung
Doch jetzt kommt die gute Nachricht: In den ersten Jahren
des neuen Jahrtausends haben Wissenschaftler mit compu-
tergesteuerten High-Tech-Analysegeräten völlig neue und
überraschend erfreuliche Einblicke in die Entstehung der
Milchunverträglichkeit gewonnen. Ihre daraus gewonnene
Erkenntnis: Keine Angst vor Sahne, Käse & Co. Mithilfe eines ganz einfach durchzuführenden Programms stellen sich
Verdauung und Stoffwechsel wieder auf den ungestörten
Umgang mit Milchprodukten ein. Voraussetzung dafür ist
freilich, dass wir uns mit wirklich liebevoller Neugierde dafür interessieren, wie sich die Moleküle von Milchzucker
und Milcheiweiß in unserem Darm verhalten, wie Darmschleimhäute und Darmflora auf sie reagieren. Denn in
dieser Berührung und Verschmelzung entscheidet sich, ob
Milchbestandteile zu den besten Freunden unserer Gesund-

heit werden – oder ob wir sie meiden müssen, womöglich für den Rest unseres Lebens.

Ein befreiter Umgang mit Milch und Co. ist möglich

Dieses Buch liefert faszinierende Einblicke in unser Innenleben, in unseren Verdauungsapparat und in die Art und Weise, wie er lebensnotwendige Nährstoffe verwertet, basierend auf den neuesten wissenschaftlichen Erkenntnissen der modernen Gesundheitsforschung. Sie finden Ratschläge und Tipps, die den Genuss von Milchprodukten nicht verbieten, sondern im Gegenteil dazu einladen, wieder befreit mit Milch, Sahne oder Käse umzugehen und nicht schon beim Einkauf im Supermarkt jedes Lebensmittel ängstlich darauf zu prüfen, ob sich etwa ein paar Moleküle Milchzucker oder Milcheiweiß darin befinden. Die Natur hat die Milch ja nicht dazu erfunden, um uns krank zu machen und mit Beschwerden wie Darmverstimmungen zu belasten. Milch ist – ebenso wie Äpfel oder Kartoffeln – ein unverzichtbares Lebensmittel, das man bei richtiger Lebensweise und Ernährung weitgehend bedenkenlos genießen kann. Dann nämlich stellen die Zellen der Darmschleimhaut ausreichend entsprechende Abbauenzyme zur Verfügung und Milcheiweißallergien wird vorgebeugt. Der Weg ist frei für ein unbeschwertes, gesundes Leben mit Milchprodukten!

KAPITEL I

Was versteht man unter Milchunverträglichkeit?

- Wenn Milch nicht vertragen wird, leidet die Lebensqualität

- Die Symptome sind schwer kalkulierbar

- Am Anfang steht die Diagnose: Enzymmangel oder Allergie?

- Echte Allergien sind selten

- Oft ist Fehlernährung schuld, wenn Milch unbekömmlich ist

- Viele Ärzte sind nicht auf dem neuesten Stand der Forschung

- Milchunverträglichkeit ist kein unabwendbares Schicksal

1 Wenn der Darm rebelliert

Die Antwort auf die Frage nach der Milchunverträglichkeit ist zunächst einfach: Milch, Camembert, Emmentaler oder Schafskäse, Sahne bzw. Lebensmittel, die Sahne enthalten, meist auch Butter, also praktisch alles, was irgendwie mit Milch zu tun hat, bekommt einem nicht, verursacht Magen-Darm-Beschwerden. Der Grund dafür ist entweder eine Laktoseintoleranz, das heißt der Milchzucker, die Laktose, wird aufgrund eines Enzymmangels nicht vertragen, oder eine Allergie gegen Milcheiweiß. Bei manchen Betroffenen treten Symptome wie Durchfall oder Darmkollern bereits nach dem Verzehr von minimalen Mengen von Milchprodukten auf. Da reicht es oft schon aus, wenn geriebener Parmesan über die Knoblauch-Spaghetti gestreut wird oder wenn der Meerrettich-Dip für das geräucherte Forellenfilet mit einem Teelöffel saurer Sahne angemacht ist. Schon heißt es: »Oh Gott, ich habe gesündigt! Jetzt melden sich meine Beschwerden wieder ...«

Die Beschwerden sind oft unberechenbar

Milchunverträglichkeit ist eine enorme anhaltende Belastung, die sich sowohl körperlich als auch mental auswirkt. Das Verhängnisvolle dabei: Sie ist weitgehend unberechenbar.

Es kann sein, dass der oder die Betroffene ein Minimum an Milchprodukten verträgt, etwa gerade zweimal am Tag den Löffel süßer Sahne im dampfenden Kaffee. Der dritte Löffel löst bereits Beschwerden aus. Ein anderer verträgt deutlich mehr. Und ein Dritter reagiert schon auf den minimalen Milchzuckeranteil in bestimmten Tabletten (z. B. der Antibabypille) mit dem typischen wässrigen, mit kleinen Bläschen durchsetzten und meist akut auftretenden Durchfall.

Ebenso gut kann es am nächsten Tag geschehen, dass aus irgendeinem Grund, den vielleicht nur der liebe Gott kennt, nicht mal ein einziger Löffel Sahne vertragen wird. Möglicherweise treten Befindlichkeitsstörungen wie z. B. Blähungen oder häufiger, wässriger Durchfall eine halbe Stunde oder einen halben Tag nach dem Verzehr von Milchprodukten auf – oder aber erst nach 24 Stunden oder noch später.

Mitunter fühlt man sich richtig glücklich, weil man verkochte Sahne, Milch oder Käse tadellos und ohne irgendwelche tückischen Begleitsymptome vertragen hat, z. B. in Form von Käsespätzle, Milchreis mit Vanille und Rosinen, Tortellini mit einer sämig cremigen Kräutersoße oder zwei Riesenscheiben Salamipizza mit leckerem, fast fingerdick hohem geschmolzenen Käse obendrauf. Doch schon beim nächsten Mal trifft einen die Rache irgendwelcher Bösewichter

Wenn der Darm rebelliert

im eigenen Darm: Nur weil man es gewagt hat, in der Betriebskantine die mit leckerem Schimmelkäse überbackenen Brokkoli zu genießen, muss man bald darauf wieder mal schrecklich büßen.

Keine Milch zu vertragen bedeutet, quasi ständig wachsam und auf der Hut zu sein, dass man im Feinkostladen ja nicht mal eins von diesen nur daumennagelgroßen, dünnen Probierstückchen Korsika-Schnittkäse testet oder vergisst, sich konzentriert zu fragen, ob diese spezielle Trüffelpraline, die einem die Kollegin über den Schreibtisch anbietet, vielleicht ein halbes Gramm Milchzucker enthalten könnte.

Die lästigen Symptome müssen nicht sein

- Jeder Mensch weiß, dass Blähungen oder Durchfall oft sehr unangenehme und ungelegene Beschwerden sind, vor allem, wenn sie in ungünstigen Augenblicken und Situationen auftreten.
- Für viele Betroffene ist es über viele Jahre hinweg belastend, dass sie die eigentliche Ursache ihrer Befindlichkeitsstörungen nicht kennen. Dass Milch, Sahne oder Käse der Grund ihrer Unpässlichkeiten sind, erfahren sie oft erst sehr spät. Vorher versuchen sie es mit allerlei Pillen, Tabletten, Bauchwickeln, wärmerer Unterkleidung – in der Regel vergeblich.
- Ein solcher Zustand kann bedrückend sein, zumal wenn auch der Hausarzt keine Hilfe weiß. »Ständig Durchfall?«, mag es heißen. »Das ist bedenklich, denn es spricht für eine Dauerreizung der Darmschleimhaut. Hoffentlich entwickelt sich

Was versteht man unter Milchunverträglichkeit?

kein Morbus Crohn daraus – eine äußerst schwer wiegende und hartnäckige Darmentzündung.«

- Wenn dann endlich die wahre Ursache der Beschwerden erkannt wird – Unverträglichkeit von Milchprodukten! –, ist der Jubel nur kurz, denn der oder die Betroffene kommt quasi vom Regen in die Traufe. Derlei leidgeprüfte Zeitgenossen kennen zwar nun endlich die Ursache der lästigen Darmbeschwerden, aber das Schicksal schneidet ihnen gewissermaßen ein gehöriges Stück Lebensqualität ab: Ab sofort keine Milchprodukte mehr auf den Teller oder ins Glas. So wird zumindest gewarnt – in Büchern, Artikeln, Radio- und Fernsehbeiträgen.

- In gut 90 Prozent unserer Arztpraxen wird man dann endgültig seinem erbarmungslosen Schicksal überlassen, wenn die Frau oder der Mann im weißen Kittel, mit ernster Miene nickend, verkündet: »Ja, leider, am besten ab sofort keine Milchprodukte mehr. Und zwar ein Leben lang ...«

- Was viele Ärzte und Ärztinnen nicht wissen: Die moderne Gen- und Stoffwechselforschung liefert seit wenigen Jahren völlig neue Einsichten in die Entstehung von Milchallergien und Laktoseintoleranz. Die ermutigende Schlussfolgerung: Beides ist absolut kein unabwendbares Schicksal. Das Prinzip: Der Darm muss sich ganz einfach wieder mit Milchzucker und -eiweiß anfreunden. Dann darf man endlich wieder das lang ersehnte Tiramisu genießen, den unwiderstehlichen Weichkäse aus der Provence oder die sahnig üppige Lasagne aus der Trattoria um die Ecke.

2 Gute Nachrichten aus der Forschung

Noch vor wenigen Jahren galt es als mehr oder weniger unabwendbares Schicksal, keine Milch zu vertragen. Kein Wunder, dass in Zeitschriften und Büchern weiterhin stereotyp die Empfehlung vorgetragen wird: »Probleme mit Milchprodukten? Dann einfach auf Sahne, Käse, Butter usw. verzichten, die Ernährung auf anderen Lebensmittelbestandteilen aufbauen.« Auf eine entsprechende Nachfrage gibt es die plausibel scheinende Antwort: »Milch ist nur für Babys da, auch in der Natur. Ein zwei Jahre alter ausgewachsener Rotfuchs hängt ja auch nicht mehr an den Zitzen seiner Mutter, sondern sucht sich anderswo milchfreie Nahrung.«

Die Darmschleimhaut produziert von Geburt an nur über einen gewissen Zeitraum das Spaltenzym Laktase, das Milchzucker, die Laktose, zu harmloser Glukose abbaut. Ohne Laktase fängt der Milchzucker in tieferen Darmregionen mächtig zu grummeln und zu rumoren an. Und Allergien gegen Milchprodukte sind ohnehin Folge von Fehlernährung, die dazu führt, dass die Milchprodukte nicht mehr abgebaut und so zu Fremdkörpern und Feinden im weit verzweigten Labyrinth unserer Blutgefäße werden. Dort werden sie vom Immunsystem bekämpft und lösen Irritationen aus.

In der Regel kann der Körper alles verwerten

Ganz egal, was immer wir essen oder trinken – unser Darm und unser Stoffwechsel bemühen sich in einträchtigem Wirken darum, möglichst alle nützlichen und gesunden Bestandteile zu verwerten. Ein Zuviel löst aber nur selten Beschwerden aus, sondern wird in der Regel einfach anderweitig verarbeitet:

Kohlenhydrate werden zu Glukose abgebaut und bestens im Stoffwechsel verarbeitet, ein Zuviel wird zu Fettmolekülen (Triglyzeriden) umgewandelt und in Speckpolstern gehortet.

Das Eiweiß aus Fleisch, Fisch, Geflügel oder pflanzlicher Nahrung wird von Zellen dringend benötigt. Ein Überschuss an tierischem Eiweiß kann freilich die empfindlichen Filtersysteme der Nieren belasten. Dann setzt sich womöglich Harnsäure, das Endprodukt der Purine, der Bestandteile von Zellkernen, mit ihren schwer löslichen Kristallen in Gelenken ab. Dadurch kann eine schmerzhafte Gicht entstehen.

Gesättigte Fettsäuren landen einfach im Bauch- und Hüftspeck, die viel wertvolleren ungesättigten Fettsäuren (aus Fisch und Pflanzen) werden praktisch ausnahmslos als belebende Elemente im Stoffwechsel verwertet.

Ein Überschuss an Mineralien und Spurenelementen wird – ebenso wie die wasserlöslichen B-Vitamine und das Vitamin C – über Nieren und Blase ausgeschieden.

Alle diese Nahrungsbestandteile verursachen normalerweise keine oder kaum Probleme im Körper. Anders verhält

Gute Nachrichten aus der Forschung

es sich mit Milch oder Milchprodukten. Weil Säugetiere genetisch darauf programmiert sind, Muttermilch nur in den ersten Lebenswochen oder -monaten zu verwerten, können sich Empfindlichkeiten gegenüber der in der Milch enthaltenen Laktose oder der Proteine einstellen. Dabei kommt es zwangsläufig zu Darmstörungen, vorwiegend zu Blähungen, Darmkollern oder Durchfall, nicht selten im Wechsel mit Verstopfungen.

»Damit muss man leider leben«, hieß es noch vor wenigen Jahren. Moderne, genetisch geschulte Gastroenterologen (Magen-Darm-Spezialisten) proklamieren inzwischen gottlob das Gegenteil: Probleme mit der Verträglichkeit von Milch müssen nicht sein. Bei richtiger Lebens- und Ernährungsweise dauert es meist nur wenige Wochen und Käsebrötchen, Milchpudding, Sahnesaucen und Milch-Shakes sind wieder erlaubt.

Wenn Milchprodukte krank machen

- In rund 90 Prozent aller Fälle ist die Laktose schuld, der Milchzucker, ein so genanntes Disaccharid, also ein Zweifachzucker aus Glukose und Galaktose. Dieses Molekül ist besonders reichlich im Kolostrum, der Muttermilch der ersten Tage, aber auch generell in der Muttermilch enthalten. Laktosemoleküle können sich nicht durch die unendlich feinen wassergefüllten Kanälchen der Darmschleimhaut quetschen, durch die alle Nährstoffe ins Blut finden. Deshalb müssen sie erst mal im Dünndarm gespalten werden.

Was versteht man unter Milchunverträglichkeit?

Und genau hier liegt das Problem. Viele Menschen produzieren in ihrer Darmschleimhaut zu wenig von dem Abbauenzym mit der korrekten wissenschaftlichen Bezeichnung Laktase-Phlorizin-Hydrolase. Dadurch werden viele Milchzuckermoleküle nicht aufgespalten und wandern mit dem restlichen Nahrungsbrei in tiefer gelegene Darmabschnitte.

Hier, im Dickdarm, werden sie zum ersehnten Lieblingsfutter von Bakterien, die sich heißhungrig darauf stürzen und sie gewissermaßen verzehren. Dabei entstehen kurzkettige Fettsäuren und andere Abbauprodukte, die der Körper so schnell wie möglich loswerden möchte. Deshalb pumpt er möglichst viel Wasser in den Darm, um sie auszuspülen – der Durchfall ist da.

Was folgert der betroffene Zeitgenosse daraus? Richtig: Laktose muss im Dünndarm abgebaut werden, dann entsteht daraus kerngesunde Zellnahrung. Wird sie erst im Dickdarm abgebaut, löst sie Beschwerden aus. Der Unterschied zwischen Wohlbefinden und Darmkrämpfen liegt demnach oft gerade mal zwischen Magengrube und Nabelbereich.

- Eine Milchallergie ist etwas ganz anderes, sie wird verursacht durch Milchproteine wie Kasein oder Laktalbumin. Wenn diese in die Blutbahn gelangen, lösen sie eine heftige Immunantwort und damit eine Allergie aus, nicht selten bereits Minuten nach dem Genuss oder Verzehr des jeweiligen Lebensmittels. Rund 10 Prozent aller Menschen, die keine Milch vertragen, leiden an einer Milchallergie.
- Es gibt ganz bedauerliche Zeitgenossen, die sowohl Milchzucker als auch Milcheiweiß nicht vertragen, die jeweiligen

Gute Nachrichten aus der Forschung

Beschwerden dabei seit Jahren geduldig ertragen und die Hoffnung längst aufgegeben haben, dass sie jemals Hilfe finden werden. Nun, dieses Buch bietet ihnen womöglich einen Ausweg, vielleicht sogar schneller, als sie erwartet haben.

- Übrigens kann man sich in der Arztpraxis Tests unterziehen, ob man denn nun eigentlich an einer Laktoseintoleranz leidet, ausgelöst durch Laktasemangel, oder an einer Allergie gegen Milcheiweiß oder an beidem. Man kann aber auch den neuartigen Anweisungen in diesem Ratgeberbuch folgen, um möglicherweise festzustellen, dass derlei Tests gar nicht mehr nötig sind, weil man Milchprodukte wieder gut verträgt.

Von einem gesunden Darm profitiert der ganze Organismus

Wer ist der Übeltäter, der die lästigen Darmbeschwerden verursacht? Darüber geben Tests in der Arztpraxis Aufschluss.

Doch ganz egal, wie das Ergebnis lautet: Ihren Darm, Ihre Darmflora müssen Sie so oder so in Ordnung bringen. Deshalb können Sie zunächst auf Tests verzichten und die auf den Seiten 128 ff. und 169 f. vorgestellten Ernährungsprogramme mitmachen. Weil Laktoseintoleranz und eine Milchallergie unterschiedliche Ursachen haben, gibt es auch zwei unterschiedliche Programme zur Besserung, Linderung und Heilung.

Was versteht man unter Milchunverträglichkeit?

Beginnen Sie als Erstes damit, eine mögliche Laktoseintoleranz auszuheilen. Dies kann ganz einfach sein – wenn Sie nicht gerade einen ererbten oder erworbenen Gendefekt haben, was aber äußerst selten ist.

Wenn Sie sich an das Programm zur Heilung der Laktoseintoleranz halten, machen Sie auf jeden Fall Ihrem Darm eine riesengroße Freude. Ihre Darmflora wird begeistert sein, der ganze Organismus davon profitieren. Also: Unbedingt mitmachen!

KAPITEL II

Unser Darm: ein Wunderwerk der Natur

- Nur gesunde Darmzellen verwerten Milch problemlos

- Enzyme, die nicht gebraucht werden, werden auch nicht hergestellt

- Naturbelassene Nahrung fördert einen gesunden Darm

- Die Verdauung beginnt schon im Mund

- Ohne die vielen Enzyme der Bauchspeicheldrüse bleibt vieles unverdaut

- Erst die Darmschleimhaut entscheidet, welche Stoffe vom Organismus aufgenommen werden

- Blähungen haben viele Ursachen und müssen nicht sein

1 Die Ursache der Milchunverträglichkeit liegt im Darm

Wenn wir wissen wollen, wie Milchunverträglichkeit entsteht und wie man sie am schnellsten loswird, sollten wir uns erst einmal darüber informieren, wie es in unserem Darm aussieht und wie dieser funktioniert. Denn Unverträglichkeit von Milch entsteht immer im Darm, nicht etwa in den Drüsen, den Nieren, dem Kreislauf oder anderswo im Körper. Dies ist ein großer Vorteil, denn der betroffene Zeitgenosse braucht sich bei seinem Gesundungsprozess lediglich auf seinen Darm zu konzentrieren, auf nichts sonst.

Wenn ein Auto nicht mehr fährt, bedeutet es schon eine erhebliche Erleichterung, wenn man konkret weiß, woran es liegt: Ist der Anlasser defekt, kein Benzin im Tank, sind die Zündkerzen verschmiert? Man behebt den konkreten Schaden – und rollt wieder ungehindert durch die Straßen. Genau so verhält es sich mit dem Schadensfall Milchunverträglichkeit. Man untersucht nicht erst Herz und Kreislauf, Blutbild oder Rachenmandeln, sondern guckt gleich mal im Darm nach, was nicht stimmt, behebt die Probleme (was einige Wochen oder auch nur wenige Tage dauern kann) und gewinnt wieder ein beträchtliches Stück Lebensqualität dazu. Unglaublich, aber wahr: Frauen und Männer, die endlich wie-

Unser Darm: ein Wunderwerk der Natur

der Sahne, Käse und andere Milchprodukte genießen können, fühlen sich oft wie neugeboren.

Was ja auch verständlich ist: In nahezu jedem Rezept, das man sich vornimmt, ist unter den Zutaten irgendein Milchprodukt aufgelistet. Ein Großteil aller fertig verpackten Lebensmittel enthält Laktose, Magermilchpulver oder Milcheiweiß. Noch verzweifelter sucht der oder die Betroffene im Restaurant nach »irgendetwas Milchfreiem« und wird stets aufs Neue enttäuscht. Denn saure Sahne, Parmesan, Schlagsahne oder Kräuterrahm tragen nun mal zum Wohlgeschmack bei, und nur Gäste, denen das Essen geschmeckt hat, kommen auch wieder.

Das sollten Sie über Ihren Darm wissen

- Unser Darm ist ein schlauchartiges, rund sechs Meter langes Gebilde, bestehend aus dem vier bis fünf Meter langen Dünndarm, dem kürzeren Dickdarm und dem etwa 20 Zentimeter langen Mastdarm. Da wird schon klar, dass der lange Dünndarm einen entscheidenden Anteil an der Verdauung und Verwertung des Nahrungsbreis hat. Dies gilt insbesondere auch für die beiden Stoffe, die so oft für Beschwerden sorgen: Milchzucker und Milcheiweiß.
- Besonders hübsch sehen diese Eingeweide wahrlich nicht aus, aber sie bilden ein großartiges und effizientes Instrument zur Nahrungsverwertung. Die Evolution hat Hunderte Millionen Jahre gebraucht, um unseren Darm so zu entwickeln, wie er heute ist. Dass er sich seit Millionen Jahren

Die Ursache der Milchunverträglichkeit liegt im Darm

überhaupt nicht mehr verändert hat, spricht dafür, dass die Natur mit diesem ihrem Produkt rundum zufrieden ist und es – zumindest bis auf Weiteres – als nicht weiter verbesserungsfähig betrachtet.

- Unter dem Mikroskop betrachtet sieht die Innenseite des Darms aus wie der üppige Dschungel im Amazonasgebiet: überwuchert von unzähligen so genannten Mikrovilli, Zotten, Auswüchsen und Spalten, die dazu dienen, dem Darm eine möglichst große Oberfläche zu geben. So hat jedes Nährstoffmolekül – wie etwa Vitamin C oder irgendein Eiweißbaustein – die Möglichkeit, mit der Darmschleimhaut Kontakt aufzunehmen und durch feine Porenkanälchen ins Blut und schließlich zu den Körperzellen zu gelangen. Würde man die Darmschleimhaut eines gesunden Menschen flächig ausbreiten, dann hätte sie die Größe eines Tennisplatzes.

- Im Querschnitt sieht ein gesunder Darm wie zugewachsen aus, sodass man sich gar nicht vorstellen kann, dass Nahrung durch ihn hindurch transportiert werden kann. Der Darm ist aber gottlob umpackt mit mächtigen Muskelwülsten, die in der so genannten Peristaltik den Nahrungsbrei mit großer Kraft hindurchpressen.

- Ein gesunder Darm ist schwer, sein hohes Gewicht ist verursacht durch die üppige Darmschleimhaut. Diese besteht aus so genannten Epithelzellen, die nur drei bis vier Tage lang leben und danach abgeschilfert werden, um frischen, jungen Epithelzellen Platz zu machen. Schleimhautzellen haben es bekanntlich nicht leicht, weil sie ja ständig mit Substanzen aus einer oft feindseligen Außenwelt in Berührung kommen – mit Viren, Pilzen, Bakterien, Parasiten, Schadstoffen usw.

Nach ein paar Tagen haben sie sich in ihrem aufopferungsvollen Abwehrkampf erschöpft. Dies gilt für Zellen der Darmschleimhaut ebenso wie für Schleimhautzellen im Mund-, Nasen- und Rachenraum, dem Magen, der Lunge, der Blase oder auch im weiblichen Genitalbereich.

- Was übrigens interessant ist: Ein gesunder Darm schilfert pro Tag bis zu 200 oder gar mehr Gramm Epithelgewebe in die eigenen Verdauungssäfte ab. Dieses Gewebe besteht zu einem erheblichen Teil aus Eiweiß, das von Verdauungsenzymen im Darmsaft zersetzt und dem Organismus zum Teil wieder zugeführt wird. Bis zu 60 oder 70 Gramm reines, bioaktives Eiweiß kann der Stoffwechsel daraus gewinnen, nahezu den gesamten Tagesbedarf. Daraus erklärt sich, dass Menschen in Asien oder Afrika, die sich traditionell seit vielen Generationen vegetarisch ernähren, überhaupt keinen Eiweißmangel haben. Ebenso wenig übrigens wie ein riesiger Elefant in der Serengeti, der seine Nahrung vorwiegend von Bäumen und Büschen zupft.

Im Grunde lieben Darmzellen Milchprodukte

Die Schleimhautzellen im Darm sind richtig glücklich, wenn sie mithelfen können, ihrem Besitzer, dem Menschen, bei der Nahrungsverwertung zu helfen. Deshalb halten sie flei-

Die Ursache der Milchunverträglichkeit liegt im Darm

ßig Ausschau, um herauszufinden, ob sich im Nahrungsbrei nützliche Bestandteile wie z. B. Vitamine oder andere nahrhafte Moleküle befinden. Augen haben sie freilich keine, im Darm wäre es ja auch viel zu finster, um zu sehen. Dafür haben diese Mukosazellen aber so genannte Rezeptoren, mit denen sie Nährstoffmoleküle abtasten, um sie zu erkennen. Oder andersherum ausgedrückt: Moleküle, wie z. B. Milchzucker, schmiegen sich an Schleimhautzellen an und bitten an den für sie zuständigen Rezeptoren um Einlass.

Die Dünndarmzellen öffnen dann ihre winzigen Pforten und nehmen das kleine Nahrungspartikel auf, um es abzubauen oder anderweitig zu verwerten.

Wenn Babys auf die Welt kommen, sind ihre Darmschleimhäute prall gefüllt mit Zellen, die sehnlichst auf Milch warten. Speziell für die Laktose, den Milchzucker, aber auch für Milcheiweiß und andere Bestandteile von Milch stehen ihre kleinen Einlasspforten sperrangelweit offen. Zwischen Babydarmzellen und Milchbestandteilen ist es quasi Liebe auf den ersten Blick.

Im Alter von einem, zwei oder auch mehr Jahren, also im allerersten Lebensabschnitt eines Erdenbürgers, produzieren die Zellen der Darmschleimhaut erhebliche Mengen an Laktase, einem Enzym, das die Laktose, den Milchzucker, abbaut – in die gut verträglichen Spaltprodukte Glukose und Galaktose. Denn alles, was wir essen, muss ja zunächst einmal irgendwie in seine allerwinzigsten Bestandteile zerlegt werden. Denn erst die mikroskopisch winzigen Substanzen können sich durch die feinen Poren der Darmschleimhaut in die Kanälchen quetschen, die schließlich in die geheimnisvolle Welt des Adernlabyrinths führen.

Wer wenig Milch trinkt, verträgt sie schlechter

Wenn Menschen älter werden, zur Schule gehen und später irgendeinen Beruf ausüben, produzieren sie meist immer weniger Laktase. Der Hauptgrund dafür ist, dass Milch ihnen nicht mehr so besonders gut schmeckt und sie sich lieber von Salzreichem, wie Schinken, Pommes, Pizza, Pfeffersteaks oder Gulaschsuppe, ernähren. Weil immer weniger Milchzuckermoleküle im Nahrungsbrei vorhanden sind, fühlen sich die Darmschleimhautzellen veranlasst, immer weniger Laktase bereitzustellen. Sie folgen damit gehorsam dem unbestechlichen Sparsamkeitsprinzip der Natur, möglichst keine Energie, kein Nährstoffmolekül sinnlos zu vergeuden.

Weil sie weniger von dem Abbauenzym Laktase synthetisieren, werden auch weniger oder vielleicht gar keine Einlasstürchen für Milchzucker mehr gebraucht. Also bauen diese Mukosazellen auch ihre Rezeptoren für Milchzucker ab. Als Folge davon wandern Laktosemoleküle in tiefer gelegene Darmabschnitte, werden dort zum Futter für Bakterien und lösen Blähungen, Koliken oder Durchfall aus. Gleichzeitig werden die Darmwände durch dabei entstehende Säuren geschädigt (lesen Sie mehr darüber auf Seite 49 ff.).

Die Ursache der Milchunverträglichkeit liegt im Darm

Jetzt dringen auch aggressive Milcheiweißmoleküle in die Darmschleimhäute und ins Blut vor – es kommt zu Milchallergien.

Dies alles muss aber gar nicht sein. Denn Dünndarmzellen lieben Milchprodukte. Es ist meist gar kein Problem, sie wieder dahin zu bringen, dass sie mehr Laktase produzieren und mehr Rezeptoren, also Einlasspforten für Milchzuckermoleküle, öffnen. Dann vollzieht sich für betroffene Zeitgenossen ein kleines Wunder: Auf einmal vertragen sie Mohrenköpfe, Sahneeis, Bergkäse oder die heiße Honigmilch wieder anstandslos.

Falsche Empfehlungen

Computer, High-Tech- oder supermoderne, rechnergesteuerte Diagnosegeräte mögen nicht jedermanns Sache sein, aber sie liefern uns ganz neue Einblicke in die Entstehung und Behandlung von Milchunverträglichkeiten. Vor allem aber vermitteln sie Hoffnung für viele Leidgeprüfte, deren Alltag durch Unpässlichkeiten wie Blähungen oder Durchfälle belastet ist. Die folgenden Tipps, Ratschläge und Empfehlungen gelten daher mittlerweile als überholt:

- Falsch: Ganz auf Milch und Milchprodukte verzichten. Dann nämlich sind die kleinen Darmschleimhautzellen ganz traurig und schließen ihre Laktose-Türchen vollends. Außerdem synthetisieren sie überhaupt keine Laktase mehr, jenes kostbare Enzym, das den Milchzucker zu wertvoller Glukose abbaut. Die Folge: Für den Rest des Lebens werden Milchpro-

Unser Darm: ein Wunderwerk der Natur

dukte zum Fremdkörper und Feind im Verdauungstrakt – nie wieder darf es die leckeren, mit Käse überbackenen Auberginen geben, den Rahm im Kaffee, die sahnige Knoblauchsauce über den Rigatoni oder die einstmals so heiß geliebte Schwarzwälder Kirschtorte.

- Falsch: Ein Laktasepräparat aus der Apotheke oder der Drogerie einnehmen. Dieses künstlich hergestellte Enzym in Pillen- oder flüssiger Form soll zu Milch oder Milchprodukte enthaltenden Mahlzeiten eingenommen werden. Sie nehmen den Darmzellen die Arbeit ab, das Enzym Laktase selbst herzustellen. Das Resultat: Man muss das Medikament ein Leben lang ständig in der Handtasche oder im Handschuhfach parat haben. Kriegt man eine sahnige Trüffelpraline angeboten, muss erst die Laktasepille geschluckt werden. So hat sich die Natur die Verwertung von Milchprodukten wahrlich nicht gedacht.

- Falsch: Im Supermarkt oder im Naturkostladen ständig krampfhaft nach Lebensmitteln Ausschau halten, auf deren Etikett die Aufschrift: »laktosefrei« oder »Enthält wenig Milchzucker« prangt. Man macht sich damit abhängig von ein paar Nahrungsmitteln für Darmgeschädigte, die meist lange nicht so verführerisch schmecken wie der im Regalfach nebenan liegende einzigartige Geflügelsalat, das herrliche Creme-Nougat-Dessert oder der Gorgonzolakäse, der früher einmal zu den Lieblingsspeisen gehört hat.

Die Ursache der Milchunverträglichkeit liegt im Darm

Von Tieren und Pflanzen lernen

Was unsere Verdauung angeht, sind wir Menschen eigentlich nichts anderes als ein Baum auf zwei Beinen. Eine Ulme, Fichte oder Trauerweide dringt mit ihren feinen Wurzelfasern und –Verzweigungen tief ins feuchte Erdreich ein, um Nährstoffe aufzusaugen und damit ihren Stoffwechsel zu beleben. Wir Menschen sind beweglich genug, um unseren Einkaufswagen auf zwei Beinen durch den Supermarkt zu schieben und Lebensmittel einzuladen.

Aber in unserem Darm vollzieht sich dasselbe Wunderwerk der Nährstoffverwertung wie im Wurzelwerk und dem Zellsystem der Pflanzen. Bei Tieren ist dies natürlich nicht anders. Rehe haben lange, grazile Beine, um große Strecken zu überwinden und am Waldrand ihr Lieblingsfutter zu äsen. Die kleinen Spatzen fliegen den ganzen Tag über wie verrückt durch die Gegend, um Insekten, Würmer oder Fliegen zu fangen. Bei Schnecken geht alles etwas langsamer vonstatten, sie kriechen gemächlich in den Schutz hoher feuchter Gräser und spitzen ihre Fühler, um besonders leckere, saftige Blätter zu erkennen. Der Darm von Mensch, Reh, Spatz oder Schnecke funktioniert aber im Prinzip gleich: Die Nahrung soll gesund sein und möglichst bis auf das allerletzte verbliebene Kohlenhydrat-, Eiweiß- oder Fettmolekül zersetzt und dem Organismus zugeführt werden. Dann gibt es keine Verdauungsstörungen, die Nährstoffverwertung ist hundertprozentig, und die Lebewesen kommen auch mit geringeren Portionen aus. In einem gesunden Menschendarm werden die Bestandteile von Milch oder Milchprodukten ebenso problemlos verdaut und verwertet wie Fleisch, Fisch, Geflügel, Vollkornprodukte, Obst oder Gemüse.

Ein Nervensystem für sich

So einen Bissen Kalbsschnitzel, Fischfilet, Folienkartoffel oder Käsesandwich bis aufs letzte Molekül zu zerkleinern, ist für Magen und Darm Schwerstarbeit. Dies ist der Grund, weshalb der Darm so lang ist und weshalb er ebenso viele Nervenzellen beherbergt wie das Gehirn: nämlich rund 100 Milliarden. Überhaupt ist unser Darm ein staunenswertes Gebilde, in dem Nerven, Muskeln, Gefäße, Verdauungssäfte und Enzyme in bewundernswerter Ordnung zusammenwirken. Ganz egal, wie alt ein Mensch ist – für einen gesunden Darm ist die Verarbeitung von Milchprodukten zu jeder Tages- und Nachtzeit letztlich kein Problem.

Oberster Chef des Verdauungsapparats ist ein eigenes Nervensystem, das durch den langen, vom Gehirn abwärts verlaufenden so genannten Vagus-Nerv bestimmt wird. Deshalb finden sich im Darm auch viele Hormone und Botenstoffe, die eigentlich im Gehirn zu Hause sind, so zum Beispiel der Stimmungsaufhellende Nervenbotenstoff Serotonin oder VIP (Vasoactive Intestinal Polypeptide), ein Protein, das die Durchblutung der Darmgefäße anregt, ebenso wie übrigens im Schambereich von Mann und Frau den Bluteinstrom in die Schwellkörper der Pudendal-Arterien bei sexueller Er-

Die Ursache der Milchunverträglichkeit liegt im Darm

regung. Dadurch werden Potenz, Libido und Orgasmusfähigkeit überhaupt erst möglich. Es lohnt sich also in jeder Beziehung, etwas für unseren Darm zu tun, nicht nur, wenn es darum geht, wieder Milch und Milchprodukte problemlos zu vertragen.

Die Vagus-Nervenzellen werden auch von dem so genannten Neurotransmitter Acetylcholin befeuert, der im Gehirn für unsere Konzentrationsfähigkeit verantwortlich ist. Der Darm birgt viele Geheimnisse unserer mentalen und körperlichen Gesundheit. Dabei ist er sehr sensibel. Wenn wir ihn nicht liebevoll behandeln und immer nur mit Currywurst, Cola, Pommes frites und Fast Food füttern, kann er sehr frustriert sein und seine Leistungsfähigkeit um bis zu 70 Prozent reduzieren.

Nur ein kranker Darm verträgt keine Milch

Ein gesunder Darm verträgt Milchprodukte nahezu ohne negative Symptome. Dementsprechend ist Milchunverträglichkeit ein Zeichen dafür, dass der Darm nicht ganz gesund ist. Verstopfung, Koliken, Darmkollern, Durchfall oder Blähungen sind direkte Begleiterscheinungen eines nicht optimal funktionierenden Verdauungsapparats. Der Darm ist aber auch das Hauptquartier unserer allgemeinen Gesundheit. Wird seine Arbeit in irgendeiner Weise beeinträchtigt, führt dies zu einer Mangelversorgung aller unserer rund 70 Billionen Körperzellen mit Eiweißbausteinen (den Amino-

Unser Darm: ein Wunderwerk der Natur

säuren), Glukose (der kleinsten Einheit der Kohlenhydrate), mit Fettsäuren, Mineralien, Spurenelementen, Vitaminen und Wasser.

Rund zwei Drittel aller Befindlichkeitsstörungen, Beschwerden und auch Krankheiten haben – nach Meinung von Experten – ihren Ausgang in einem nicht störungsfrei arbeitenden Darm. Das ist ja auch ganz klar: Wenn bestimmte Vitamine oder Eiweißbausteine fehlen, können Körperzellen bestimmte Aufgaben nicht mehr erfüllen. Die Folge sind Mangelerscheinungen, die sich im Laufe von Jahren bedrohlich summieren und in beunruhigenden Symptomen äußern können, wie z. B. in Gelenkschmerzen, Rheuma, Migräne, Blasenbeschwerden, Muskelschwäche, chronischer Müdigkeit, Nervosität oder Herz-Kreislauf-Problemen.

Deshalb ist es ganz wichtig, eine bestehende Laktoseintoleranz oder Milchallergie zu überwinden und den Darm wieder gesund zu machen. Es ist völlig falsch und absurd, mit derlei unnötigen Beschwerden weiterhin viele Jahre lang leben zu wollen. Denn die Unverträglichkeit von Milchprodukten löst in jedem Fall weitere Darmprobleme aus, denen unweigerlich Beschwerden und möglicherweise Krankheiten im ganzen Körper folgen (lesen Sie mehr darüber z. B. auf Seite 72 f.).

Die Ursache der Milchunverträglichkeit liegt im Darm

Der Darm ist auf naturbelassene Nahrung eingestellt

Unser Darm, dieses schlauchartige Gebilde, ist genetisch darauf programmiert, Knollen, Früchte, Fisch oder Getreide zu verwerten. Wenn wir Blattspinat mit Kartoffeln essen, herrscht in unserem Darm eine wundervolle Übereinstimmung zwischen Nahrungsbrei und Schleimhautzellen, eine Art euphorischer Verdauungsstimmung, bei der die enthaltenen Nährstoffe bis aufs letzte Folsäuremolekül abgebaut und dem körpereigenen Stoffwechsel zugeführt werden.

Je weniger naturbelassen die Lebensmittel sind, desto betrübter gucken sich die Zellen der Darmschleimhaut an, was da so alles im Nahrungsbrei herumschwimmt. Da findet sich dann so manches, was nicht rechtzeitig oder auch gar nicht verdaut werden kann, wie:

– zu viel Zucker,
– zu viel Fett,
– zu viel Eiweiß,
– Schad- und Giftstoffe.

Milch und Milchprodukte wie Schlagrahm, Mozzarella oder ein feiner Briekäse aus dem Piemont sind naturbelassene Lebensmittel. Wenn wir aber über längere Zeit immer weniger und am Ende vielleicht kaum noch Milchprodukte verzehren, entschließen sich unsere Darmzellen vernünftigerweise, das für den Abbau nötige Enzym Laktase nicht weiter herzustellen.

Unser Darm: ein Wunderwerk der Natur

Da dürfen wir unserem Darm gar keinen Vorwurf machen. Wir Menschen verhalten uns in unserem Alltag ja auch nicht anders. Wenn wir uns entschließen, nie mehr Tennis zu spielen, brauchen wir auch den Schläger nicht mehr. Wenn wir aus unserem Häuschen in eine 3-Zimmer-Wohnung im zweiten Stock umziehen, können wir auf den Gartenschlauch und die Schubkarre verzichten. Was in unserem Körper nicht benötigt wird und damit nicht mehr sinnvoll zur Gesundheit beitragen kann, wird abgebaut.

Wir bewegen uns nicht mehr? Verbringen den Tag träge im Fernsehsessel? Dann baut der Organismus Muskeln ab, die nicht gebraucht werden, damit sie nicht länger vom Stoffwechsel sinnlos durchgefüttert werden müssen. Wir trainieren unsere Gehirnzellen nicht mehr mit Denkübungen wie Schachspielen oder Kreuzworträtsellösen? Dann baut der Hirnstoffwechsel so genannte Dendriten ab, die feinen, kunstvoll verästelten Verzweigungen der Nervenzellen, die Signale von anderen Zellen aufnehmen.

Am Ende können wir uns dann keine drei Telefonnummern mehr merken. Wenn Onkel und Tante zu Besuch kommen, fällt uns nicht mehr ein, wie sie mit Vornamen heißen. Nicht anders ist es, wenn wir über Monate oder gar Jahre hinweg immer weniger und am Ende vielleicht gar keine Milchprodukte mehr verzehren, weil uns ganz einfach die Fischstäbchen oder die Königsberger Klopse aus der Mikrowelle besser schmecken. Dann produzieren die Darmschleimhautzellen immer weniger Laktaseenzym – und wir bekommen nach dem Genuss einer süßen Vanille-Sahne-

40

Die Ursache der Milchunverträglichkeit liegt im Darm

Schnecke Durchfall, weil die darin enthaltene Laktose, der Milchzucker, nicht mehr vertragen wird.

Unser Darm braucht Zuwendung

- Bitte beantworten Sie jetzt folgende Frage ganz ehrlich: Sollten Ihre Darmzellen das Abbauenzym Laktase herstellen, obwohl sich im Nahrungsbrei nie Laktose, also Milchzucker befindet, für den es benötigt wird? Wohl kaum.

- Noch eine Frage: Könnten Sie sich vorstellen, Ihre Darmschleimhautzellen dazu zu bewegen, nach und nach wieder Laktase bereitzustellen, damit Milchprodukte wieder verdaut und vertragen werden? Wäre das nicht eine tolle Sache?

- Unser Darm braucht Zuwendung – und vor allem Verständnis für das unendlich feine Kunstwerk seines Funktionierens. Dass da Gene tief im Innern der Zellen schlummern, die nur darauf warten, ja geradezu sehnsüchtig hoffen, dass sie wieder zum Leben erweckt werden, um die Synthese von Laktase zu stimulieren.

- Dass es Darmzellen gibt, die unendlich unter dem Säureangriff aus viel zu viel Zucker, Fleisch und Fettprodukten leiden. Die sich nicht melden können, weil sie keine Stimme haben. Die sich nicht wehren können gegen den Befall brutal-gefräßiger Candidapilze, gegen enteropathogene (krankheitserregende) Bakterien, gegen die unbarmherzig fortschreitende Verhornung von Epithelgewebe, gegen die ungeheuren Mengen faulender und gärender unverdauter Nahrungsmengen, die sich Tag für Tag durch den Verdauungsschlauch zwän-

41

Unser Darm: ein Wunderwerk der Natur

gen. Ist es nicht verständlich, wenn es da zu Milchallergien kommt?

- Und noch eine Frage: Wenn die Laktaseproduktion der Darmschleimhautzellen genetisch auf null gedrosselt ist – ist es da nicht ganz klar und selbstverständlich, dass unverdauter Milchzucker in tiefere Darmabschnitte gelangt und dort möglicherweise Probleme verursacht? Vor allem dann, wenn sich auf einmal doch überraschend viel Käse, Sahne oder Milch im Nahrungsbrei befindet? Dann sind die kleinen, tüchtigen Epithelzellen schließlich überrumpelt und können gar nicht schnell genug ihr genetisches Programm umstellen und mit der Herstellung von Laktase reagieren.

- Für diese Mitleid erregenden Vorgänge in unserem Darm müssen wir Verständnis aufbringen. Dann ist der erste Schritt getan – auf dem Weg, Milchprodukte wieder gut zu vertragen. Lesen Sie weiter hinten in diesem Buch, was Sie tun und essen müssen, um endlich, endlich wieder glücklich aus dem reichhaltigen Angebot Ihres Käsehändlers schöpfen zu können.

2 Die Verdauung beginnt im Mund

Wie jeder weiß, nehmen wir unsere Nahrung mit dem Mund auf. Und dort beginnt auch die Verdauung unserer Nahrung, nicht erst im Magen oder Darm. Daher ist es für unsere Gesundheit so wichtig, gesunde Zähne zu haben, denn je gründlicher wir kauen, desto leichter kommt unser Körper an die Nährstoffe in unserem Essen heran.

Schon beim Kauen werden Kohlenhydrate vorverdaut

Wir kauen, die Mundschleimhaut steuert Speichel bei, der Amylase enthält, ein Enzym, das Kohlenhydrate verdaut. Dies ist für die Natur ganz wichtig, denn Kohlenhydrate werden zu Glukose abgebaut, ihre kleinste Einheit. Diese Moleküle werden vorab per Eilboten in den Darm und übers Blut zu den Körperzellen versandt, um in rund 70 Billionen Körperzellen Stoffwechselreaktionen vorzubereiten. Deshalb werden bereits über die Mundschleimhaut geringe Mengen von Glukose aufgenommen. Und deshalb sollten wir auch jeden Bissen kräftig kauen. Darüber freuen sich dann auch

Gebiss, Zahnfleisch und Kaumuskeln, die ja schließlich auch belastet und trainiert werden wollen, damit ihre Zellen lange jung und gesund bleiben.

Wenn wir ein Stück Brot lange kauen, schmeckt es immer süßer, weil es immer mehr zu süßer Glukose abgebaut wird. Kühe auf der Weide sind überglücklich, wenn sie im Gras liegen und ihr Wiesenfutter wiederkäuen. Dabei bauen sie die enthaltenen Kohlenhydrate zu ihrem süßen Lieblingsfutter ab. Neugeborene saugen deshalb so ehrgeizig an der Mutterbrust, weil das Kolostrum, die Muttermilch der ersten Tage, so viel Glukose enthält und deshalb so süß schmeckt.

Milch ist also wichtigstes Lebensmittel der ersten Tage, enorm reich an Kalzium und anderen Mineralien, an Spurenelementen, Vitaminen und Eiweiß. Indem wir auch als Erwachsene unsere Darmzellen dafür begeistern, Milch und Milchprodukte zu verdauen und zu verwerten, tun wir viel für unsere mentale und körperliche Gesundheit.

Magensäure sorgt für gute Eiweißverwertung

Wir schlucken also so einen zerkleinerten Bissen Apfelstrudel hinunter. Der wandert durch die etwa 25 Zentimeter lange Speiseröhre in den Magen, den die Natur dem Darm wohlweislich vorgeschaltet hat, damit die Nahrung noch besser vorverdaut wird. Im oberen Teil des Magens werden vorwiegend wieder Kohlenhydrate durch das Enzym Amylase verdaut. Je weiter es dann in tiefere Magenabschnitte geht,

Die Verdauung beginnt im Mund

desto saurer wird der Magensaft. Denn jetzt geht es darum, neben Fettbestandteilen auch Eiweiß vorzuverdauen. Und jeder weiß oder kann es sich ausmalen, dass es ein hartes Stück Arbeit für unsere Verdauung ist, einen zähen Bissen Schweineschnitzel in seine Hauptbestandteile, die Eiweißbausteine, zu zerlegen.

Deshalb produzieren so genannte Belegzellen der Magenschleimhaut viel Salzsäure, chemisch Hydrochlorid, das sie in den Magensaft abgeben. Der kann so ätzend scharf werden, dass er Löcher in einen Teppich brennen würde. Außerdem steuern Magenschleimhautzellen noch das Enzym Pepsin bei, das Proteinbestandteile der Nahrung aggressiv angreift und zersetzt. Diese Vorverdauung ist wichtig, damit die endgültige Spaltung der Eiweiße im Darm sichergestellt ist. Sonst leidet nämlich nicht nur die Proteinversorgung des Körpers, sondern auch der Darm selbst wird durch faulende, unverdaute Eiweißmoleküle in Mitleidenschaft gezogen.

Damit die Magensäure die eigene Magenschleimhaut nicht angreift, hat die Natur diese mit einer üppigen basischen Schleimschicht ausgestattet, die die Säure abpuffert und neutralisiert. Dies funktioniert auf Dauer freilich nur mit gesunder Ernährung. Sonst nämlich dünnt die Schleimhaut aus und ist am Ende doch den Säureangriffen des Magensafts ausgesetzt. Die Folge können Sodbrennen, Gastritis (eine Entzündung der Magenschleimhaut) oder im schlimmeren Fall auch ein Magengeschwür sein.

Magensäure ist nicht nur für die Eiweißvorverdauung unerlässlich, sondern sie tötet auch krankheitserregende

Mikroorganismen wie Bakterien, Pilze oder andere Parasiten ab, die praktisch in allen Nahrungsbestandteilen in beträchtlichen Mengen vorkommen. Die kleinen Bösewichter haben nur einen Wunsch: möglichst schnell in das wundervoll schützende, feuchtwarme Milieu des Dünndarms vorzudringen, um sich dort in riesigen Kolonien auszubreiten.

Salzsäure ist übrigens auch extrem wichtig für die Bioverwertbarkeit von Kalzium in der Nahrung. Und auch für jene des Spurenelements Eisen – das wiederum für die Verträglichkeit von Laktose, also von Milchzucker, eine eminente Rolle spielt. Um Sahne und Käse wieder problemlos genießen zu können, müssen wir uns also auch ein wenig darum kümmern, dass unser Magen kerngesund ist. Dies ist freilich leicht zu bewerkstelligen, denn der Magen ist ein bescheidenes Organ. Er verlangt nur eines: Tag für Tag gesunde, naturbelassene Nahrung. Dann hilft er auch fleißig mit, dass wir Milch und Milchprodukte wieder gut vertragen.

Ohne die Enzyme der Bauchspeicheldrüse geht es nicht

Das so genannte Pankreas, die Bauchspeicheldrüse, zählt zu den erstaunlichsten Erfindungen der Natur. Die hat sich immerhin in den Kopf gesetzt, alle ihre Nährstoffe wie Vitamine, Spurenelemente usw. in naturbelassene Lebensmittel zu verpacken. Aber wie löst man Eiweißbausteine oder Mineralien aus einem Forellenfilet, einer Avocado oder einer

Die Verdauung beginnt im Mund

Portion Buchweizen heraus? Richtig: durch Enzyme, die den Nahrungsbrei im Darm abtasten und die einzelnen Bestandteile wie mit winzigen Scheren voneinander trennen, sodass am Ende nur winzige Moleküle übrig bleiben.

Neben den beiden Hormonen Insulin und Glukagon, die den Blutzuckerstoffwechsel steuern, steuert die tüchtige kleine Bauchspeicheldrüse wichtige Enzyme für die Verdauung bei: Amylase, um Kohlenhydrate zu zerkleinern; Lipasen für die Fettzersetzung; Proteasen, um Eiweiß zu den winzigen Aminosäuren abzubauen; und Nukleasen für die Verwertung der Nukleinsäuren in der Nahrung, aus denen sich die Chromosomen in den Zellkernen, also die Hauptquartiere unserer Erbanlagen, zusammensetzen.

Wenn im Magen nicht bereits kräftig vorverdaut wird und wenn die Bauchspeicheldrüse nicht genügend ihrer Abbauenzyme in den Darmsaft abgibt, verliert die Darmschleimhaut an Leistungsfähigkeit. Nahrung bleibt dann zwangsläufig unverdaut und beginnt in tieferen Darmabschnitten zu faulen und zu gären.

Dies gilt vor allem auch für Bestandteile von Milch und Milchprodukten. Als lebenswichtiger Nährstoffspender müssen Milchprodukte schon sehr früh, spätestens im Dünndarm, zersetzt werden. Sonst landen sie halbverdaut unterhalb des Nabels und verursachen Blähungen, Darmkollern, Durchfall und allergische Symptome.

Erst im Darm entscheidet sich, was wirklich verwertet wird

Ganz egal, ob im Dünn-, Krumm- oder Dickdarm – die Schleimhautzellen verrichten ihren Verwertungsjob gern. Sie fragen sich schon am Morgen: »Mal sehen, was wir heute wieder zum Frühstück bekommen.« Und sind enttäuscht, wenn sich der Nahrungsbrei wieder aus nährstoffarmen Brötchen mit Butter und künstlich gesüßter Marmelade und gezuckertem Kaffee zusammensetzt. Was gibt es da schon zu verdauen?

Am Vormittag folgen die üblichen Snacks: ein Puddinghörnchen, ein Salamisandwich, ein Stück Pizza, ein Leberwurstbrot. Mittags dann die nächste Enttäuschung, mit industriell vorgefertigtem Essen aus der Kantine oder Fast Food daheim aus der Mikrowelle. Der von der Natur so kunstvoll konstruierte Verdauungsmechanismus wird überhaupt nicht gefordert. Noch schlimmer: Weil viele Nahrungsbestandteile un- oder halbverdaut bleiben, gärt und fault es im Darm, und die Eingeweide müssen sich nun mit diesem Problem herumschlagen, anstatt dem Gewebe frische, belebende Vitamine, Spurenelemente oder Fettsäuren zuführen zu können.

Wenn die Darmzellen wenig zu tun haben, verringern sie ihre Anzahl. So ähnlich wie manche Fabrik Arbeiter entlässt, wenn nur noch die Hälfte produziert wird. Die Belegschaft schrumpft, das gilt auch für die Darmschleimhaut. Sie wird dann dünner und verliert an Leistungsfähigkeit. Ein frühes Symptom dafür sind Blähungen, hervorgerufen durch mangelhaft verdaute Bestandteile im Nahrungsbrei.

3 Das große Rätselraten über die Ursache von Darmbeschwerden

Darmkollern, Blähungen oder Durchfall bereiten uns oft Kopfzerbrechen und lassen uns nach der Ursache rätseln. Grund dafür können Lebensmittel sein – oder auch ein angegriffener, schwacher Darm. Oder natürlich beides zusammen. Milchunverträglichkeit muss nicht unbedingt die Ursache sein. Blähungen können allein dadurch entstehen, dass wir beim Essen und Trinken zu viel Luft schlucken. Die wird zwar zum Teil im Dünndarm absorbiert, aber ein Zuviel wird über den Mastdarm ausgeschieden.

Für Blähungen gibt es viele Gründe

Viele Menschen nehmen unbewusst zu viel Luft beim Essen auf, interessanterweise gerade dann, wenn sie besorgt oder ängstlich sind. Das haben Wissenschaftler herausgefunden. Auch mentaler Stress wie Kummer, Sorgen oder Konflikte kann demnach Blähungen verursachen. Vor allem dann, wenn beim Essen gleichzeitig geredet wird, beim hastigen Schlingen unter Zeitdruck, beim Trinken süßer Softdrinks wie Cola oder Limo, beim Kauen von Kaugummi und beim

Unser Darm: ein Wunderwerk der Natur

Bonbonlutschen. Auch beim Rauchen kann zu viel Luft in Magen und Darm gelangen und Blähungen auslösen. Ebenso wie Mahlzeiten, die so üppig sind, dass man eine Familie damit ernähren könnte. Wenn dann noch Nahrung in den Darm gelangt, die unzureichend vorverdaut bzw. gänzlich unverdaut ist, sind Blähungen und womöglich auch Durchfall unausweichlich. Nicht nur Milchzucker, die Laktose, wird dann häufig zum Auslöser, sondern auch andere Kohlenhydrate wie Fruktose (der Fruchtzucker), die so genannte Stachyose (in Kohl und Hülsenfrüchten) und Trehalose (in Algen und Pilzen).

Wenn es also zu Darmbeschwerden kommt, müssen nicht unbedingt Sahne, Milch oder Käse die Ursache sein. Auch andere Kohlenhydrate können die Unpässlichkeiten verursachen. Oft beginnt also ein großes Rätselraten, denn es kommen viele Auslöser infrage und Darmprobleme können schließlich auch erst etliche Stunden nach dem Verzehr, gegebenenfalls auch mehr als einen Tag danach auftreten.

So kommt es zu den lästigen Blähungen

- Blähungen sind oft ganz harmlos, natürliche Begleiterscheinungen auch einer gesunden Verdauung. In diesem Fall sind sie allerdings geruchlos, bestehen meist aus Wasserstoff, Stickstoff, Sauerstoff oder Kohlendioxid. Solange wir also Blähungen haben, die weder unangenehm riechen noch nicht mit Durchfall oder anderen Begleiterscheinungen einhergehen, ist dies eher ein Zeichen einer gesunden Verdauung.

Das große Rätselraten über die Ursache von Darmbeschwerden

- Wird der Nahrungsbrei aber nicht schon im Dünndarm kräftig zersetzt, gerät auch Halbverdautes in tiefere Darmabschnitte, weil die Darmperistaltik, also das Vorantreiben der Darmpassage durch kräftige Muskelwülste, ja weitergeht. Damit will der Darm verhindern, dass Nahrung zu lange verweilt und sich dadurch Gift- oder Schadstoffe entwickeln.

- So kommt es schließlich zur Freisetzung übel riechender Gase wie den Schwefelanteilen von Methan- oder Wasserstoffsulfid, vor allem beim Abbau schwefeltragender Eiweißbausteine wie Methionin oder Cystein. Aber es kann auch zur Freisetzung von Cadaverin kommen, einem Eiweißfäulnisprodukt aus der Aminosäure Lysin, von Putrescin, einem Fäulnisgift aus dem Eiweißbaustein Ornithin, oder von Skatol und Indol, die beide entstehen, wenn die Aminosäure Tryptophan nicht schon im Dünndarm verwertet wird. Statt dass diese kostbaren Eiweißbausteine dem Zellstoffwechsel zugeführt werden, fangen sie im Dickdarm an zu faulen und erzeugen Blähungen.

- Wenn Menschen Blähungen haben, die nach faulen Eiern riechen, produzieren ihre Dickdarmbakterien zu große Mengen von Sulfiden (Salze des Schwefelwasserstoffs) im Stuhl. Dadurch können auf Dauer ernst zu nehmende Darmschäden entstehen.

- Blähungen entstehen auch durch das Schlucken von Luft bei der Nahrungsaufnahme; dadurch gelangt viel Stickstoff und Sauerstoff in den Darm. Und wenn Salzsäure aus dem Magen in den oberen Dünndarm gelangt, kommt es zu einer Reaktion mit den Bikarbonaten (Salzen der Kohlensäure) aus den

Unser Darm: ein Wunderwerk der Natur

Verdauungssäften der Bauchspeicheldrüse, wodurch Kohlendioxidgas entsteht.

- Wenn jedoch Kohlenhydrate, Zucker (wie z. B. auch der Milchzucker) und bestimmte Fettstoffe im Dünndarm nicht zersetzt und ins Blut transportiert werden, werden sie von Bakterien tieferer Darmabschnitte (speziell im Dickdarm) abgebaut und es entstehen dabei unangenehm riechende Methan- und Schwefelwasserstoffgase.
- Je mehr Schwefelgase produziert werden, desto unangenehmer ist der Geruch von Stuhl und von Blähungen.

Wenn Vollkornprodukte Probleme machen

Grundsätzlich gilt: Je gesünder der Darm, desto weniger reagiert er mit Blähungen oder Durchfall auf den Verzehr von Lebensmitteln. Deshalb haben viele Menschen, die sich gesund ernähren, überhaupt keine Schwierigkeiten etwa mit Kohl, Bohnen oder auch mit Milchprodukten. Ist der Darm aber erst einmal in Mitleidenschaft gezogen, werden meist auch Getreideprodukte nicht mehr optimal vertragen.

Wenn nämlich auch Weizen, Roggen, Dinkel, Hafer, Gerste, Mais oder andere Lebensmittel nicht schon im Dünndarm tatkräftig abgebaut werden, werden auch sie zur Beute und zum Futter der Billiarden Bakterien im Dickdarm. Da leuchtet schon ein, dass sich bei ungesunder Ernährung immer mehr solcher gefräßiger Mikroorganismen in der Darmflora

Das große Rätselraten über die Ursache von Darmbeschwerden

ansammeln. Weil es nämlich nicht an Nachschub fehlt – in Form von halbverdauter Stärke, Milchzucker oder anderer Kohlenhydratbestandteile.

Die Verdauung, die eigentlich in Magen und Dünndarm stattfinden sollte, spielt sich dann in tiefer gelegenen Darmabschnitten ab. Das Gesetz der Natur lautet demnach: Je früher die Nahrung abgebaut und in ihre Minibestandteile zerlegt wird, desto besser für den Darm und überhaupt für die Gesundheit. Mund und Magen leisten die Vorarbeit. Der Dünndarm trägt die Hauptlast der Verdauung, indem er mithilfe der Enzyme der Bauchspeicheldrüse Kohlenhydrate, Fette und Eiweiß in ihre kleinsten Bausteine zersetzt. Solange dies alles reibungslos verläuft, gibt es weder Blähungen noch Durchfall, Verstopfung oder Unverträglichkeiten von Milchprodukten.

Lebensmittel, die Blähungen verursachen können

• Apfel	• Kohlrabi
• Bananen	• Linsen
• Blumenkohl	• Pflaumen
• Bohnen	• Rettich
• Brokkoli	• Rosenkohl
• Erbsen	• Rosinen
• Gelbe Rüben	• Sellerie
• Gurken	• Trockenfrüchte
• Knoblauch	• Weintrauben
• Kohl	• Zwiebeln

KAPITEL III

Volkskrankheit Laktoseintoleranz

- Bei der Geburt ist der Darm auf Milch eingestellt

- Das Laktasegen ist nur aktiv, wenn Milchzucker in der Nahrung ist

- Milchzucker ist gesund, solange er im Dünndarm statt im Dickdarm abgebaut wird

- Ein Test beim Arzt gibt Aufschluss

- Eine gestörte Verdauung kann Mundgeruch verursachen

- Der Verzicht auf Milch kann zu Nährstoffdefiziten führen

- Eine gesunde Darmflora ist der erste Schritt, um wieder Milch zu vertragen

- Probiotics und Sauermilchprodukte helfen den Darm zu regenerieren

- Nur eine dauerhafte Ernährungsumstellung ist erfolgversprechend

1 Von Natur aus ist unser Darm auf Milch eingestellt

Rund zwei Drittel aller Zeitgenossen leiden – zeitweise oder ständig, mehr oder weniger – an einer Unverträglichkeit von Milchzucker, der so genannten Laktose. Die ist aber eigentlich gar keine Krankheit, sondern eine ganz natürliche Begleiterscheinung des Lebens, die sich freilich auf ebenso natürliche Weise vermeiden lässt. Auf keinen Fall ist Laktoseintoleranz ein Makel, mit dem man sich für den Rest seines Lebens herumschlagen muss.

Wenn ein Baby zur Welt kommt, braucht es viel Milch, die reich an knochenbildendem Kalzium und ebenso reich an Milchzucker ist, der für sämtliche Stoffwechselvorgänge in dem rasch wachsenden Kleinkind benötigt wird. Milchzucker wird ja von den Babydarmzellen zu Glukose abgebaut, die ins Blut gelangt, wo sie fortan als Blutzucker bezeichnet wird. Dieser Blutzucker ist vor allem als Nerven- und Gehirnnahrung äußerst wichtig, er befeuert das Wachstum des kindlichen Gehirns.

Deshalb produzieren werdende und stillende Mütter in ihrer Hirnanhangsdrüse viel von dem Hormon Prolaktin. Dieses Eiweißmolekül ist zunächst einmal ein Sexkiller, er hemmt Libido und Orgasmusfähigkeit – die körperliche

Volkskrankheit Laktoseintoleranz

Liebe steht für die Natur verständlicherweise in diesen Monaten nicht an erster Stelle. Das Prolaktin stimuliert aber vor allem die Sekretion der Muttermilch aus den Brustdrüsen. Das Baby saugt Milch mit viel Milchzucker und entwickelt sich auf diese Weise prächtig.

Bei sämtlichen Säugetieren verhält es sich ganz genauso, egal, ob es das Kalb einer Milchkuh ist, ein Löwenbaby, ein Waljunges oder der Frischling eines Wildschweins.

Ohne Milchzucker produziert der Darm keine Laktase

Mit der Zeit, nach ein paar Wochen oder Monaten, produzieren die Muttertiere dann immer weniger Milch, gleichzeitig gewöhnen sie ihren Nachwuchs an anderes Futter, z. B. an saftiges Wiesengras oder an das Fleisch von Beutetieren. Als Folge davon bauen die Darmzellen der Jungtiere die Fähigkeit ab, Laktase zu synthetisieren, jenes Enzym, das Milchzucker zu Glukose abbaut. Die Natur sagt sich: Wenn dieses kleine Löwenkind sowieso keine Muttermilch mehr trinkt, braucht es auch keine Laktase mehr. Es wäre sinnlos, über Jahre hinweg ein Enzym zu synthetisieren, das überhaupt nicht benötigt wird. Dieser Mechanismus ist bereits genetisch in Wildtiere einprogrammiert. Und übrigens auch in uns Menschen, denn wir waren viel früher ja auch einmal Wildtiere. Vor langer, langer Zeit, als unsere Vorfahren noch Affen waren.

Von Natur aus ist unser Darm auf Milch eingestellt

In manchen Zoos werden Säugetierkinder über eine lange Zeit hinweg mit Milch aufgezogen, viel länger als es ihrem genetischen Programm entspricht. Diese Tiere haben überhaupt kein Problem mit Milchzucker. Denn solange es Milch im Saugfläschchen oder im Fressnapf gibt, stellen sich ihre Darmschleimhautzellen darauf ein und produzieren fleißig die für die Verdauung notwendige Laktase.

Bei uns Menschen verhält es sich ganz genauso. Solange wir als Kinder, Heranwachsende oder auch als Erwachsene regelmäßig Sahne, Milch, Käse oder andere Milchprodukte zu uns nehmen, so lange stellen die Zellen unserer Darmschleimhaut Laktase her. Wenn wir aber irgendwann umsteigen auf andere Lieblingsspeisen, wie Hamburger, Chicken Wings, Schinkensandwiches oder Ölsardinen, sinkt die Laktaseproduktion ab. Dann vertragen wir immer weniger Milchprodukte.

Enzyme werden nur auf Nachfrage hergestellt
Wir sind also auf einer Party und greifen zu den aufgespießten kleinen Emmentalerkäsewürfeln mit den Weintrauben. Je nachdem, was wir vorher, gleichzeitig oder hinterher gegessen haben oder essen, erreicht der in dem Käse enthaltene Milchzucker, die Laktose, irgendwann den Dünndarm. Laktose ist ein winziges Molekül, ein Zweifachzucker aus den noch kleineren Bestandteilen Glukose und Galaktose. Weil Milchzuckermoleküle so winzig sind, werden sie von den Darmschleimhautzellen besonders rasch erkannt.

Diese so genannten Epithelzellen verfügen über Rezep-

Volkskrankheit Laktoseintoleranz

toren, die so ziemlich alles wahrnehmen, was im Darm vor sich geht, auch wenn sie keine Augen haben. Sie melden dem Zellkern, dass sich Milchzucker in der Nahrung befindet. Daraufhin werden innerhalb von Sekunden in den Zellkernen der Darmzellen Gene aktiv, die spezielle Muster ausprägen, nach denen im Zellinneren selbst das Enzym Laktase synthetisiert wird, genau genommen ein Molekül mit der wissenschaftlichen Bezeichnung Laktase-Phlorizin-Hydrolase.

Diese Muster sind wie die Plätzchenformen, mit deren Hilfe wir aus Teig Herzen, Sterne, Äpfel oder Halbmonde ausstechen können. In diesem Fall entsprechen sie eben der Molekülform für ein Enzym, das Milchzucker abbaut. Diese Muster werden von Wissenschaftlern als mRNA bezeichnet (Messenger-Ribonukleinsäuren). Sie wandern durch unendlich winzige Poren im Zellkern ins große wässrige Innere der Darmschleimhautzelle und verkünden dort den Auftrag, Laktase herzustellen. Damit der im Emmentalerkäse enthaltene Milchzucker abgebaut werden kann.

Die Zelle stellt dann in kleinen Enzymfabriken Laktase her, die den Milchzucker in seine beiden Bestandteile Glukose und Galaktose abbaut. Der köstliche Käsewürfel verursacht dann weder Blähungen noch Durchfall oder irgendwelche anderen lästigen Begleiterscheinungen.

Von Natur aus ist unser Darm auf Milch eingestellt

Die Laktasegene in den Zellen sind allzeit bereit

Die Gene, diese mikroskopisch winzigen Manager unserer Gesundheit haben wir von unseren Eltern geerbt. Sie stecken in sämtlichen unserer rund 70 Billionen Körperzellen. Sie stehen uns unser Leben lang zur Verfügung, im Falle der Laktasegene auch dann noch, wenn wir jahrzehntelang überhaupt keine Milchprodukte zu uns genommen haben.

Das Problem milchzuckergeschädigter Zeitgenossen steckt woanders. Es kann triftige Gründe dafür geben, dass eine Darmzelle keine Milchzucker abbauenden Enzyme mehr bereitstellt:

Sie hat über Monate oder gar Jahre hinweg kaum noch Milchzucker im Nahrungsbrei entdecken können und deshalb ihre Rezeptortürchen geschlossen. Die Gene im Zellkern erfahren dann gar nichts mehr davon, dass sich Milch oder Sahne in der Nahrung befinden, und können dementsprechend auch nicht reagieren.

Die Darmschleimhaut ist durch anhaltende Fehlernährung geschädigt, und es gibt ohnehin viel zu wenig Verdauungszellen.

Was ist die Folge? Milchzucker wird gar nicht in seine beiden Bestandteile Glukose und Galaktose getrennt. Er wandert im Darmschlauch weiter nach unten, sehr zur Freude so genannter enteropathogener (krankheitserregender) Bakterien, die sich und ihre Billiarden Familienmitglieder daran mästen. Dabei scheiden sie säurehaltige Abbauprodukte

Volkskrankheit Laktoseintoleranz

aus, die Darmbeschwerden verursachen. Wer ständig Probleme mit Milchzucker hat, sollte nicht sein Leben lang auf Milchschokolade, Kaffeesahne oder Vanillehörnchen verzichten, sondern dafür sorgen, dass die Laktose wieder im Dünndarm abgebaut wird – und nicht erst im Dickdarm. Es ist doch schade, wenn man sein restliches Leben lang auf all die sahne-, creme- und käsehaltigen Köstlichkeiten verzichten soll, die den Alltag verschönern. Und es ist auch gar nicht notwendig. Im Prinzip ist es ganz einfach, wieder einen milchzuckerfreundlichen Darm aufzubauen. Denn die Natur hilft dabei nur zu gerne mit.

2 Das unerkannte Leiden

Viele betroffene Zeitgenossen können sich gar nicht vorstellen, dass Milch oder Sahne ihre Beschwerden auslösen. »Das sind doch ganz natürliche Lebensmittel«, sagen sie. »Wieso bekomme ich davon Darmkollern, Bauchweh und Durchfall?«

Selbst in der Arztpraxis werden die Symptome oft nicht als Folge einer Laktoseintoleranz diagnostiziert. Nicht selten wird der Patient mit ganz allgemein wirkenden so genannten Antidiarrhoika abgespeist, wie z. B. Kohletabletten, Karottenpulver, Ethacridinlactat, Bismutnitrat, Magnesiumperoxid, Loperamid oder anderen, von denen kein einziges die eigentliche Ursache der Beschwerden kuriert.

Aber selbst wenn eine Laktoseintoleranz erkannt wird (über entsprechende Tests erfahren Sie mehr auf den Seiten 66 f., 69 f.), macht dies das Leben auch nicht unbedingt erfreulicher. Denn der ärztliche Ratschlag lautet häufig: »Auf Milch und Milchprodukte verzichten!« Als Folge davon befindet man sich in ständig erhöhter Alarmbereitschaft. Sowohl im Restaurant als auch beim Einkaufen oder beim Kochen fragt man sich ständig: »Ist da etwa Milch oder Sahne drin?« Wird man zum Essen eingeladen, macht man sich auch nicht gerade Freunde, wenn man erklärt: »Das, das und das da darf ich alles nicht essen. Ihr wisst schon – Laktoseintoleranz.«

Es gibt Lebensmittel, auf die manche Zeitgenossen allergisch reagieren, z. B. Nüsse, Orangen, Sardellen oder Erdbeeren. Aber die sieht man wenigstens. Die wenigen Cashewnüsse auf den Zuckerplätzchen kann man ja irgendwie loslösen und liegen lassen. Aber Milch, Sahne, Butter und Käse sind in Lebensmitteln oft versteckt. Im Restaurant bestellt man Seezunge mit Blattspinat – und prompt kommt das Gemüse mit Gorgonzola überbacken. Sogar in der Apotheke muss man fragen: »Ist unter den Hilfsstoffen in diesen Pillen für schönere Haut auch Laktose?«

Soll man also sein Leben lang bestraft sein, nur weil die Darmschleimhautzellen keine Laktase mehr synthetisieren? Für Milchprodukte gibt es ja meist gar keinen Ersatz, jedes Rezept muss praktisch neu erfunden werden. Ist einer in der Familie laktosegeschädigt, muss doppelt gekocht werden.

Soll man also Milchprodukte weglassen? In einer Gesellschaft, die scheinbar von Sahne und Käse, Milch und Butter am Leben erhalten wird? Die Antwort lautet: Nein. Folgen Sie den Ratschlägen in diesem Buch – und Sie werden wahrscheinlich bald wieder an Milchprodukten viel Freude haben.

Nicht immer ist die Milch schuld

Unser Darm ist ein sensibles Organ, ständig gebeutelt von den Attacken von Viren, Bakterien, Pilzen und anderen Parasiten, belastet von Schad- und Giftstoffen, fast schon über-

Das unerkannte Leiden

fordert mit der Immunabwehr gegen Krankheitserreger aller Art, strapaziert von der Verdauung eines Nahrungsbreis, der in dieser Zusammensetzung alles andere als willkommen ist.

Ganz klar, dass der Darm immer wieder bemüht ist, sich selbst zu reinigen, das ungesunde Gemenge im Nahrungsbrei möglichst schnell über den Stuhl loszuwerden. Hinzu kommt, dass er oft eine viel zu große Nahrungsmenge aufnehmen muss. Ursachen für Darmbeschwerden gibt es also reichlich:

Der Nahrungsbrei hat ein bis zum Sechsfachen überhöhtes Volumen, gemessen an dem, was der Organismus benötigt. Ursache: mangelnde Disziplin beim Essen und Trinken.

Der Anteil an Fett in der Nahrung ist zu hoch.

Im Darm befinden sich zu hohe Konzentrationen an Zucker und hellen Mehlprodukten, die irgendwann zu gären beginnen.

Weil der Darmbesitzer fanatischer Fleischesser ist, kommt die Verdauung mit dem Abbau von all dem überschüssigen Eiweiß nicht nach, das daraufhin zu faulen beginnt.

Der Magen produziert zu wenig Magensäure, sodass der Nahrungsbrei teilweise unverdaut in den Darm gelangt. Die Bauchspeicheldrüse ist durch Fehlernährung geschwächt und kann somit nur in unzulänglichem Maße ihre Verwertungsenzyme bereitstellen. Die Darmschläuche sind so voll gestopft mit Schwerverdaulichem, dass das Pankreas selbst bei bestem Willen nicht in der Lage ist, all die Amylasen, Proteasen und anderen Enzyme zur Verfügung zu stellen.

Auch die Gallenblase macht womöglich schlapp. Es gibt zu wenig Galle im Darm, Fette können nur bedingt emulgiert und verdaubar gemacht werden.

Die Darmschleimhäute sind als Folge katastrophaler Ernährungsgewohnheiten bereits so geschrumpft, dass sie mehr und mehr Ähnlichkeit mit einem laschen Fahrradschlauch bekommen. Die Nahrung wird kaum noch verwertet, im Darm herrscht ständiges Chaos.

Auch Genussgifte wie Alkohol, Nikotin, Kaffee sowie Arzneimittel tragen oft dazu bei, dass dem Darm der Spaß vergeht.

Am Ende kommt es womöglich zu ernsthaften Erkrankungen wie Polypen oder zu Dauerentzündungen wie Morbus Crohn, die die quälenden Darmbeschwerden noch verstärken. Nicht immer sind also Milch und Milchprodukte schuld, wenn es im Darm rumort. Ein einfacher Selbsttest kann aber Aufschluss geben, ohne dass man sich gleich in der Arztpraxis anmelden muss.

Selbsttest: Leide ich an Laktoseintoleranz?

- Verzichten Sie zwei ganze Tage lang auf Milch und Milchprodukte jedweder Art. Achten Sie gewissenhaft darauf, dass Sie nichts, aber auch gar nichts essen oder trinken, was Milch, Sahne, Käse, Butter oder irgendein anderes Milchprodukt oder Milchanteile enthält.
- Aufgepasst: Brot oder Broterzeugnisse können Milch oder Milcherzeugnisse enthalten. Dasselbe gilt – als Aromaträ-

Das unerkannte Leiden

ger – für Suppen, Soßen oder Gewürze. Auch Margarine ist nicht frei von Milchanteilen, z. B. in Form von gesäuerter Magermilch oder Sauermolke. Viele fertig verpackte Lebensmittel enthalten Milchzucker oder Trockenmilch, die aber auf dem Etikett oft nicht angegeben werden.

- Lebensmittel, bei denen Sie sich absolut sicher sein können, dass sie nicht die geringsten Spuren von Milch enthalten, sind z. B. Blattspinat, Kartoffeln, Gemüse, Fisch oder Obst.

- Wenn sich am dritten Tag die üblichen Blähungen und Durchfall nicht mehr einstellen, können Sie dies als Hinweis werten, dass Sie Milchzucker nicht vertragen. Ein Rest von Ungewissheit bleibt bei dieser Diagnose freilich: Verdauungsstörungen wie Darmkollern, Koliken oder Durchfall können stets auch andere Ursachen haben. Lassen Sie Ihre Selbstdiagnose also möglichst vom Arzt absichern.

Die Beschwerden treten oft zeitverzögert auf

Bei keiner anderen Befindlichkeitsstörung gibt es so viele Irrtümer bei der Selbstdiagnose wie bei der Laktoseintoleranz. Da heißt es etwa: »Ein Brot dick mit Schnittkäse drauf vertrage ich problemlos, aber ein einziger Teelöffel Sahne im Tee – und schon geht's los.«

Dieser scheinbare Widerspruch ist aber keiner. Nicht selten dauert die Darmpassage 24 oder gar 26 Stunden, ehe die ersehnte Fracht Milchzucker bei den gefräßigen Darmbakterien angelangt ist und verwertet wird. In diesem Fall zeigen sich Beschwerden also erst nach einem ganzen Tag. Die ersten 10, 12, 16 Stunden nach dem Verzehr des Käsebrots verlaufen ohne jegliche Symptome. Der Darm verhält sich ruhig und friedlich. Da kann man schon mal auf die Idee kommen, sich zu sagen: »Seltsam, aber diese Woche vertrage ich Milchprodukte ganz gut.« Ebenso gut kann es geschehen, dass jemand ein Sahnebonbon lutscht und zehn Minuten später Durchfall bekommt, der aber gar nicht von dem Bonbon herrührt, sondern vielleicht von dem bisschen Laktose in den Filmtabletten gegen Durchblutungsstörungen, die er am Morgen eingenommen hat.

Werden Sahne oder Käse dick verkocht und mit anderen Lebensmitteln vermengt, wie etwa bei Käsespätzle, Pizza, Pfannkuchen oder Kartoffelbrei, kann es oft eine Weile dauern, ehe der Darm protestiert. Verständlicherweise stellen sich Gasbildung und Durchfall schneller ein, wenn man Milch, Kakao oder Kaffee mit Sahne trinkt, weil die Darmpassage für flüssige Nahrung rascher verläuft.

Insgesamt aber gilt: Nach der Einnahme von Nahrung 24 Stunden lang ohne Beschwerden zu sein, bedeutet noch lange nicht, dass man Milchzucker verträgt. Und noch etwas ist entscheidend: Ist eine ausgeprägte Laktoseintoleranz einmal vorhanden, gibt es kein Erbarmen: Irgendwann gewinnen die verursachenden Dickdarmbakterien die Oberhand – und die Beschwerden brechen aus. Nicht selten besorgniserregend akut, innerhalb von Minuten oder gar Sekunden.

Das unerkannte Leiden

So testet der Arzt auf Laktoseintoleranz

- Üblich sind ambulante Tests in der Arztpraxis oder in der Klinik.
- Beim Laktosetoleranztest wird vor dem Test erst einmal sechs, acht oder zwölf Stunden lang gefastet, danach nimmt der oder die Betroffene ein an Milchzucker reiches Getränk zu sich. Über einen Zeitraum von zwei Stunden werden dann regelmäßig Blutproben entnommen. Sie geben Aufschluss über die Blutzuckerkonzentrationen sowie über die Fähigkeit des Körpers, Milchzucker im Dünndarm abzubauen.
Milchzucker, die Laktose, wird ja im Dünndarm zu Glukose (dem Blutzucker) und zu Galaktose abgebaut, einem weiteren so genannten Einfachzucker, der von der Leber ebenfalls in Glukose, also in Blutzucker, umgewandelt wird. Wenn die zu untersuchende Person also ein Glas laktosereiche Flüssigkeit trinkt, müssten die Blutzuckerkonzentrationen rasch steigen, bereits nach etwa 20 oder 30 Minuten. Ist dies nicht der Fall, ist relativ klar, dass eine Laktoseintoleranz vorliegt. Der Patient wird nach etlichen Stunden mit den vielleicht bereits vertrauten Beschwerden wie Blähungen oder Durchfall reagieren.
- Der Arzt oder die Ärztin können aber auch einen Atemtest vornehmen. Dabei wird die Konzentration von Wasserstoff in der ausgeatmeten Luft gemessen. Normalerweise ist diese Luft relativ frei von Wasserstoff. Wenn aber Dickdarmbakterien Milchzucker abbauen, entstehen unter anderem auch

69

wasserstoffreiche Gase, die übers Blut in die Lunge gelangen und mit ausgeatmet werden.

Bei diesem Test fastet der Patient zunächst ebenfalls, danach trinkt er ein milchzuckerreiches Getränk. Dann wird der Atem in regelmäßigen Abständen auf Konzentrationen von Wasserstoff untersucht. Dabei lässt sich eine Laktoseintoleranz ebenfalls leicht feststellen.

- Bei Kindern werden diese beiden Tests nicht angewendet, weil bei ihnen die Gefahr eines bedrohlichen Wasserverlusts durch Durchfälle zu groß ist. Als Ersatz steht ein Test zur Verfügung, der die Säurewerte im Stuhl misst. Wenn nämlich Milchzucker nicht schon im Dünndarm, sondern erst im Dickdarm durch Bakterien fermentiert wird, entstehen Milchsäure und kurzkettige Fettsäuren, die sich in Stuhlanalysen leicht nachweisen lassen.

Auch Mundgeruch kann auf Laktoseintoleranz hindeuten

Das typischste Symptom der Laktoseintoleranz ist ein jäh und plötzlich auftretender Stuhldrang, der oft kaum beherrschbar ist und sich ohne Ankündigung meldet, praktisch aus heiterem Himmel, häufig in Form von Koliken. Der Stuhl ist wässrig, durchsetzt mit kleinen, meist stoßweisen Blähungen. Meist folgen eine ganze Reihe von vier, fünf oder sechs Stuhlgängen rasch nacheinander. Die »Gefahr« ist ge-

Das unerkannte Leiden

wissermaßen vorüber, wenn mit dem Durchfall keine Gase mehr abgehen. Häufig erkennt man eine Laktoseintoleranz aber auch an einem leicht fauligen, unangenehmen Mundgeruch, den man als Betroffener freilich nicht selbst feststellen kann. Die Ursache von üblem Mundgeruch ist in rund 80 Prozent aller Fälle die Unverträglichkeit von Sahne, Käse, Butter oder Milch.

Erstaunlicherweise wird Mundgeruch fast immer auf gänzlich andere Ursachen zurückgeführt, wie schlechte Zähne, unzureichendes Zähneputzen, den Verzehr stark riechender Speisen wie Knoblauch oder Zwiebeln, auf Zahnfleischbluten, Magenprobleme, Mandel- oder Halsentzündung, unzureichend verwertetes Nahrungseiweiß, blähende Speisen, längeres Fasten, Alkohol, Zigarettenrauchen oder Kaffee.

Im einzelnen Fall kann dies gewiss zutreffend sein, trotzdem verweisen moderne Enterogastrologen (Magen-Darm-Spezialisten) auf die Tatsache, dass man am wenig angenehmen, belastenden Mundgeruch (z. B. des Partners, des Kollegen) nahezu immer eine unzulängliche Verwertung von Milchzucker erkennt. Die Laktose wird erst im Dickdarm von Bakterien gespalten, wobei Methangase freigesetzt werden, ein Kohlenwasserstoff, der auch als Sumpf- oder Grubengas bezeichnet wird.

Die Gase werden in Form von Blähungen abgegeben, treten aber oft so heftig auf, dass sie durch die Schleimhaut des Dickdarms ins Blut und in die Lunge gelangen, wo sie dann ausgeatmet werden. Je nachdem, wie viel Milchzucker unverdaut in den Dickdarm gelangt, kann Mundgeruch unterschiedlich stark sein und auch verschieden lang anhalten.

Leider zählt Mundgeruch – völlig unverständlicherweise – zu den Befindlichkeitsstörungen des intimen Bereichs, von denen der oder die Betroffene meist gar nichts weiß, denn Freunde, Verwandte und Bekannte weisen einen nur ungern darauf hin. Dabei ist gerade dieser Tipp außerordentlich segensreich. Die betroffene Person verzichtet dann am besten auf den Verzehr von Milchprodukten – und damit hat sich das Problem Mundgeruch meist erledigt.

Der ganze Körper leidet, wenn Milch nicht vertragen wird

Es geht ja nicht nur darum, dass man auf Milchschokolade, Eisbecher mit Sahne, käsesahnige Lasagne oder selbst auf ein harmloses Kräuterfrischkäsesandwich mit Schnittlauch verzichten muss – Laktoseintoleranz belastet den Organismus auf zweierlei Weise:

1. Dem Zellstoffwechsel fehlen die kostbaren Inhaltsstoffe der Milch, wie vor allem Glukose (der Blutzucker) und das für Knochen und Zähne unverzichtbare Kalzium.

2. Die Dickdarmwände werden immer wieder heftig durch Säureattacken gereizt, es kommt zu Entzündungen bis hin zu mitunter schwersten Darmerkrankungen.

• Deshalb empfehlen moderne Darmexperten, sich auf keinen Fall demütig mit einer solchen Laktoseintoleranz abzufinden, weil das am Ende nur noch kränker macht, sondern mög-

Das unerkannte Leiden

lichst dafür zu sorgen, dass Milchprodukte vom Körper wieder gut vertragen werden. Denn Butter, Käse, Sahne, Margarine, Milch und andere Milcherzeugnisse sind nun einmal fester Bestandteil unseres Lebens – und vor allem des Lebensmittelangebots in Supermärkten, Naturkostläden, Kantinen und Restaurants.

3 Wenn der Milchzucker zum Feind wird

Von frühester Kindheit an bekommen wir gesagt: Milch ist gesund. Und es stimmt ja auch: Milch ist vor allem außerordentlich reich an Kalzium, dem Mineral, dem unsere Knochen und Zähne in erster Linie ihre Festigkeit verdanken. Neben reichlich Eiweiß enthält Milch auch Phosphor und Magnesium, die beiden weiteren Bestandteile der Knochenmatrix. Außerdem natürlich alle Vitamine, Spurenelemente und Fettsäuren, die ein Baby und Kleinkind benötigt, um gesund aufzuwachsen.

Dann auf einmal ist Milch ungesund – nämlich wenn wir oder unser Hausarzt feststellen, dass wir unter Laktoseintoleranz oder einer Allergie leiden. Kann ein kerngesundes, unverzichtbares Lebensmittel tatsächlich quasi von einem Monat auf den anderen zum Feind unserer Gesundheit werden?

Mit diesem unlösbaren Widerspruch finden sich viele Betroffene nicht zurecht. Sie lieben Milch, Sahne, Butter und Käse, die zu den natürlichsten Lebensmitteln zählen, zu den wenigen Nahrungsmitteln, die die Natur entwickelt hat, um Lebewesen richtig schön aufzupäppeln. Soll man nun also wirklich auf Milchprodukte verzichten?

Interessanterweise hat sich der Markt bereits zügig darauf eingestellt, dass es immer mehr Menschen gibt, die unter Laktoseintoleranz leiden. Schon wird allerorten für Produkte geworben, die »laktosefrei« sind oder »nur 50 Prozent Milchzucker« enthalten, für verpackte Lebensmittel in Regalen und Truhen, die mit dem Enzym Laktase versetzt sind, das den Milchzucker verträglich macht.

So macht sich immer mehr das Bewusstsein breit, dass Milch womöglich doch ungesund ist. Zumindest für Erwachsene. Dabei zählt Milchzucker zu den gesündesten Nährstoffen – aber eben nur sofern er schon im Dünndarm abgebaut und nicht erst im Dickdarm von Bakterien zersetzt wird.

Ohne Milch fehlen dem Körper wichtige Nährstoffe

Mit einer Laktoseintoleranz ist man schon wirklich arm dran, festgenagelt auf ein Dasein des unablässigen Verzichtenmüssens. Mit dem ständigen, unerfüllten Verlangen nach Milchig-Sahnigem oder nach Käse leben müssen. Immer wieder der kleine Neid auf andere, die im Cafe erst einmal vorne am Kuchenbuffet stehen bleiben und sich skrupellos die leckersten Käseschnitten oder Erdbeertörtchen mit Sahne aussuchen. Wieso dürfen andere den Strohhalm oder den langen Eislöffel in die unwiderstehlichen Pistazien-Mango-Eisbecher mit dem kecken Sahnehäubchen und der Streuschokolade stecken – und ich nicht?

Volkskrankheit Laktoseintoleranz

Ein Leben ohne Milchzucker bedeutet mentales Leiden, das steht fest. Viel fataler aber wirken sich Defizite aus, die ganz zwangsläufig dadurch entstehen, dass dem Körper erhebliche Nährstoffspender nicht mehr zur Verfügung stehen.

Nicht nur die Psyche, auch die Knochen leiden darunter, dass Milchprodukte ein für alle Mal gestrichen sind. Die kleinen, stets eifrigen so genannten Osteoblasten, die knochenbildenden Zellen, brauchen Tag und Nacht dringend das Mineral Kalzium, im idealen Verbund mit Phosphor und Magnesium, wie er in Milchprodukten vorkommt.

Vor allem Frauen nach der Menopause sind auf Kalzium aus der Milch angewiesen, weil sie sonst jährlich bis zu zwei Prozent ihrer Knochenmasse verlieren können – als Folge eines allmählichen Versiegens der Östrogenproduktion.

Einen noch höheren Kalzium-Umsatz hat das Alveolar-Bein im Kieferknochen, in dem unsere Zähne sitzen. Ohne die Mineralien aus der Milch fehlen ihm kostbarste Nährstoffe, es kommt zu einem Abbau an Knochenmasse. Die Zähne beginnen zu wackeln, fallen aus.

Massiv beeinträchtigt sind Nerven- und Gehirnzellen, die uns nur dann lebenssprühend durch den Stressalltag manövrieren, wenn sich der Blutzuckerspiegel stets in einem gesunden Referenzbereich zwischen etwa 85 und 105 Milliliter Glukose pro Deziliter Blut bewegt. Da werden Milchprodukte zum fast unverzichtbaren Glukoselieferanten. Vor allem dann, wenn man von früh bis spät durch die Stressmühle gedreht wird, sei es am Arbeitsplatz oder daheim im Haushalt.

Wenn der Milchzucker zum Feind wird

Aber auch die Muskeln saugen viel Blutzucker auf, sie verbrauchen ihn bei körperlicher Belastung, ganz egal ob beim Fensterputzen, beim Hochschleppen von Getränkekisten aus dem Keller oder beim Wochenend-Freizeitradeln im Stadtpark.

Unser Organismus benötigt Glukose bzw. Blutzucker in jeder Minute und Sekunde in oft erheblichen Mengen. Freilich füttern auch Vollkornprodukte, Naturreis, Obst und Gemüse die 70 Billionen Körperzellen mit Glukose, dieser kleinsten Einheit der Kohlenhydrate. Doch das reicht oft nicht aus. Vor allem nicht bei anhaltendem mentalen Stress, dem unbarmherzigsten aller Blutzuckerräuber. Der ist meist gar nicht mal tagsüber aktiv, sondern belastet nachts im Schlaf unser Gemüt mit Konflikten, Sorgen, Problemen, Kummer.

Auch während der Nachtstunden sind Gehirn und Nerven auf Blutzucker angewiesen. Und gerade gesunde Milchprodukte wie z. B. ein leckerer Vanillemilchreis mit Rosinen oder auch eine heiße Honigmilch sind es, die für einen gesunden Blutzuckerspiegel sorgen, nachdem das Sandmännchen uns schon in süßes Träumen versenkt hat.

Laktose ist gesund – solange sie im Dünndarm verdaut wird

Das kleine Laktosemolekül ist ein segensreicher Lebensspender, solange es auf dem Weg in tiefer gelegene Darmabschnitte nicht eine gewisse Grenzlinie überschreitet. Dann

Volkskrankheit Laktoseintoleranz

wird es tatsächlich zum Feind unserer Gesundheit. Dann stürzen sich in der Finsternis des Dickdarms heißhungrige Bakterien darauf, um sich davon zu ernähren. Der Milchzucker, den wir mit der Nahrung aufnehmen, muss unbedingt von diesen Bakterien im Ileum (Krummdarm) und im Dickdarm ferngehalten werden. Diese Bakterien produzieren nämlich genauso wie die Darmschleimhautzellen ein Enzym, mit dem sie die Milchzuckermoleküle aufspalten, um sie sich dann besser einverleiben zu können. Das Spalt-Enzym der Bakterien heißt Gamma-Galaktosidase. Und genauso, wie wir Menschen schädliche oder gar giftige Abfallstoffe unseres Organismus ausscheiden, verhalten sich auch die Darmbakterien. Sie päppeln sich mit der Laktose aus Sahne und Käse üppig auf und scheiden dann im Laufe eines ganz normalen Fermentationsprozesses kurzkettige Fettsäuren aus. Diese Säuren senken den so genannten pH-Wert im Dickdarm in einen teilweise arg sauren Bereich ab. Dadurch werden die Darmwände gereizt, sie entzünden sich eventuell – und es kommt zu einem starken Flüssigkeitseinstrom in den Darm. Der Darm versucht auf diese Weise, die krankheitserregenden Säuren über den Stuhl auszuschwemmen. Dieser Durchfall tritt oft extrem akut auf, im schlimmsten Fall innerhalb Sekunden. Und er ist in manchen Fällen über den Schließmuskel kaum oder gar nicht mehr beherrschbar.

So kann Milchzucker tatsächlich zum Feind der Gesundheit werden. Denn wenn die Reizbelastung der Darmschleimhaut über Wochen, Monate oder gar Jahre hinweg

Wenn der Milchzucker zum Feind wird

anhält oder sporadisch immer wieder auftritt, können sich ernsthafte Darmschäden entwickeln.

Schlechte Verdauung macht krank

Überall in der Natur, auch bei Tieren und Pflanzen, entstehen Krankheiten, wenn das Gewebe nicht ausreichend ernährt ist. Ist die Darmschleimhaut erst einmal durch Säure ausscheidende Bakterien in Mitleidenschaft gezogen, stellen sich bald gravierende Beschwerden ein:

- Candidiasis, ein Befall durch aggressive, Zucker fressende Pilze (lesen Sie darüber mehr auf Seite 147 ff.);
- Divertikulose, die Ausbildung kleiner pilz- oder sackartiger Ausstülpungen der Darmwand, die sich entzünden können;
- ein ständig nervöser Reizdarm, auch wenn gar keine Milchprodukte verzehrt werden;
- Morbus Crohn, eine meist Narben bildende und in Schüben auftretende chronische Darmentzündung, die nur schwer beherrschbar ist;
- Sprue (bei Kindern spricht man von Zöliakie), die Überempfindlichkeit gegenüber dem in Getreide vorkommendem Klebereiweiß Gluten (vorwiegend im Weizen);
- darüber hinaus reagiert der Darm empfindlich mit einer Reihe weiterer Reizerscheinungen gegen die Ausscheidungen von Bakterien. Weil ein leistungsschwacher oder geschädigter Darm Nährstoffe nur beschränkt absorbieren kann, kommt es im ganzen Körper auf Dauer natürlich zu Mangelerscheinungen. Eine über Monate oder Jahre hinweg bestehende

Volkskrankheit Laktoseintoleranz

Laktoseintoleranz kann sich dann in den unterschiedlichsten Symptomen manifestieren wie z. B. Nervenschwäche, Haarausfall, Neurodermitis, Blaseninfektion, Sehschwäche, Übergewicht oder Bindegewebsschwäche.

4 Gesundheit beginnt im Darm

Viele Menschen sind überzeugt davon, dass der Sitz unserer Gesundheit im Herzen liegt, im Gehirn, im Blutkreislauf oder irgendwo anders. Moderne Zellforscher sehen im Darm und speziell in der lebendigen Bakterienwelt der Dickdarmflora den eigentlichen Hort unserer mentalen und körperlichen Leistungsfähigkeit. »Ist die Darmflora gesund, ist der Mensch gesund«, lautet ihre Devise.

In der sauerstofflosen, finsteren Welt von Krummdarm und Dickdarm tummeln sich bis zu 400 unterschiedliche Bakterienkulturen. Auch so ein unendlich winziger Mikroorganismus muss sich schließlich von irgendetwas ernähren – und die Lieblingsspeisen von Darmbakterien sind süß und lecker, wie z. B. Cola, Limo, Milchschokolade und Milchzucker.

Bakterien gibt es überall im langen Verdauungstrakt. Diejenigen, die sich in der Mundhöhle ausbreiten wollen, werden vom Speichel in den Magen gewaschen und dort von der Magensäure zerstört. Dies ist eine der vielen wichtigen Funktionen der Magensäure. Im Magen selbst fühlen sich Bakterien nicht so wohl, hier leben vor allem meist harmlose Laktobazillen. Im Dünndarm nimmt die Besiedelung durch Bakterien allmählich zu, ehe sie im Dickdarm enorme Konzentrationen erreicht.

In einem Tausendstelliter, also einem Gramm Stuhlmasse

Volkskrankheit Laktoseintoleranz

regen sich bis zu einer Milliarde so genannter Bakteroiden, Bifidobakterien, Clostridien, Fusobakterien und andere Arten. Ein Drittel des Stuhls besteht aus lebenden Bakterien; eine gesunde Bakteriendarmflora kann ein Gewicht von 300 Gramm und mehr erreichen. Dabei leben in unserem Bauch gewissermaßen zwei riesig große feindliche Bakterienstämme. Jene, die für ihre Existenz Sauerstoff benötigen, beherrschen den Magen und speziell den oberen Dünndarm und auch die oberen Bereiche des anschließenden Krummdarms. Hier wird Milchzucker in seine gesunden Bestandteile Glukose und Galaktose abgebaut.

Unterhalb dieser Region breitet sich eine andere Bakterienwelt aus, die anaerob ist, wie die Wissenschaftler sagen, also keinen Sauerstoff fürs Überleben benötigt. Die zu dieser Gruppe zählenden Mikroorganismen spalten und verwerten Restnahrung, die über die Darmpassage zu ihnen gelangt. Denn die Natur ist sparsam, sie will möglichst keine Nährstoffe vergeuden, indem sie sie ungenutzt über den Stuhl ausscheidet.

Im gesunden Dickdarm leben unzählbare Mengen von Bakterien in ausgewogener Harmonie. Wenn aber die Ernährung »kippt«, wenn zu viel Nahrungsreste von Fettem, Eiweiß oder Süßem und speziell auch Milchzucker in ihr Reich gelangt, vermehren sich so genannte enteropathogene, das heißt krankheitserregende Bakterien in unvorstellbarem Tempo. Das gesunde Gleichgewicht des wundervollen Kosmos Darmflora gerät aus der Balance. Beschwerden und Krankheiten sind die Folge.

Gesundheit beginnt im Darm

Aggressive Darmbakterien

- Wie überall auf dieser Erde herrscht auch in unserem Bauch ein kaum vorstellbarer Verdrängungs- und Existenzkampf. Die rund 400 verschiedenen Bakterienstämme bilden dabei jeweils eigene Riesenfamilien, die konkurrierenden Spezies nur ein Minimum an Lebensraum lassen. In einem einzigen Gramm Stuhlmasse existieren immerhin bis zu einer Milliarde solcher Kleinstlebewesen.

- Weil die am leichtesten verdaulichen Nährstoffe überall in der Natur die Glukosemoleküle sind (die kleinste Einheit der Kohlenhydrate), stürzen sich natürlich auch Darmbakterien am liebsten auf dieses Futter. Weil Milchzucker reich an Glukose ist, freuen sich Darmbakterien über jedes Laktosemolekül, das die Dünndarmschranke passiert und zu ihnen gelangt. Sie zersetzen es durch eigene Enzyme in Glukose und Galaktose, wobei Säuren entstehen, die die Darmwände reizen und Durchfall auslösen.

- Was sich aber für viele Zeitgenossen verhängnisvoller auswirkt: Weil Milchzucker so toll und verführerisch schmeckt, drängen Dickdarmbakterien immer weiter nach oben in Richtung zum Dünndarm vor. Dort nämlich landet die Hauptfracht der süßen Verführung. Bakterien, die eigentlich im sauerstofflosen Dickdarm leben, wüten jetzt zunehmend in einem Land, das von aeroben Bakterien beherrscht wird, also von Bakterien, die für ihre Existenz Sauerstoff benötigen.

- Zwei Welten treffen hier aufeinander. Je mehr Süßes der oder die Betroffene verzehrt, desto mehr verschieben sich die

Grenzen, desto mehr drängen anaerobe Dickdarmbakterien unbarmherzig und brutal in Darmbereiche vor, in denen sie normalerweise kein Lebensrecht haben. Ganz einfach deshalb, weil Zucker leichter verdaulich ist und den Bakterien womöglich auch besser schmeckt als die geschmacksarmen, schwer verdaulichen Ballaststoffe in Roggen, Kohlrabi, Äpfeln, Roter Bete oder Kiwi.

Wunderwelt Darmflora

Im Dickdarm wird dem Nahrungsbrei Wasser entzogen, außerdem werden Mineralstoffe daraus gewonnen und der Stuhl geformt. Vor allem Kolibakterien sind es unter anderem, die sich vermehren und sich hier, in diesem warmen, feuchten Milieu zu Hause fühlen. Sie ernähren sich von allem, was noch nicht komplett verdaut ist, leisten dafür aber auch einen Beitrag für unsere Gesundheit, indem sie Eiweißbausteine (die Aminosäuren) und lebenswichtige Vitamine produzieren. Das Schönheitsvitamin Biotin sorgt für glatte Haut und fülliges, glänzendes Haar; es wird vorwiegend von Darmbakterien synthetisiert.

Dasselbe gilt für Vitamin K, das für die Blutgerinnung gebraucht wird, also z. B. bei blutenden Verletzungen.

Hefebakterien im Darm stellen auch Folsäure her, ein B-Vitamin, das für nahezu alle Stoffwechselvorgänge im Körper benötigt wird.

Gesundheit beginnt im Darm

Eine gesunde Darmflora ist auch für die Verwertung von Vitamin B_{12} nötig; der kostbare Nährstoff entsteht durch Fermentation angesäuerter Produkte wie z. B. Joghurt oder Sauerkraut. Vitamin B_{12} ist unter anderem für den Bau roter Blutkörperchen, für den Gesamtstoffwechsel und für eine positive Stimmungslage unerlässlich.

Darüber hinaus beliefert die Darmflora unseren Stoffwechsel mit einer Fülle weiterer Nährstoffe. Unser Darm ist seit vielen hunderttausend Jahren genetisch darauf eingerichtet, naturbelassene Nahrung zu verwerten – und keine Big Mäcs, Schokowaffeln, Cola-Mix-Getränke und Pommes mit Mayonnaise. Alle Nahrungsmittel, die industriell verändert oder verfeinert wurden, stellen unsere Darmflora vor Probleme. Davon profitieren krankheitserregende Bakterien und Pilze, die sich rücksichtslos ausbreiten und die gesunde Darmflora schwächen. Als Folge davon kommt es im ganzen Körper zu beschleunigten Altersprozessen.

Auch Eisenmangel kann die Milchzuckerverdauung stören

- Es gibt bedauernswerte Zeitgenossen, die köstliche Sahne- und Käsespeisen nur deshalb nicht vertragen, weil ihnen das Spurenelement Eisen fehlt. Betroffen sind vorwiegend Frauen, die meist ohnehin an einem Mangel daran leiden und während der Monatsregel zusätzlich wertvolles Eisen verlieren.

- Wissenschaftlern ist aufgefallen, dass Patienten mit Eisenmangel besonders häufig auch an Laktoseintoleranz leiden. Ein möglicher Zusammenhang: Bei einem Mangel an Ma-

85

gensäure wird Eisen schlecht verwertet. Gleichzeitig wird dadurch auch das gesamte Darmfloramilieu belastet. Pilze und Bakterien werden im Magen nicht ausreichend abgetötet, gelangen in den Darm und lösen dort Irritationen aus.

- Im Dezember 2005 haben Zellforscher festgestellt, dass Eisenmangel aktiv die Produktion von Laktaseenzymen im Darm behindern kann. Die genauen Mechanismen sind noch unklar, doch offensichtlich kommt es bei einem Mangel des kostbaren Spurenelements zu einer ungenügenden Ausprägung jenes Gens, das für die Synthese von Laktase in den Darmzellen zuständig ist. Es fehlt dann ganz einfach das Enzym, das den Milchzucker abbaut.

- Die Ursachen für Laktoseintoleranz sind aber von Person zu Person unterschiedlich. Verantwortliche Faktoren können neben Eisenmangel eine generelle Fehlernährung sein, Missbrauch von Genussgiften wie Alkohol, Kaffee oder Nikotin, Arzneimittel, körperlicher Stress oder sehr häufig auch eine anhaltende mentale Belastung durch Sorgen, Kummer, Konflikte und Probleme.

Wenn die »bösen« Bakterien siegen

Wer keine Butter, Schlagsahne oder Streichkäse und nicht einmal Margarine verträgt, bei dem stimmt mit der Darmflora auch anderweitig etwas nicht. Außerdem warten vermutlich Billionen Körperzellen seit langer Zeit auf einen

Gesundheit beginnt im Darm

erlösenden Nachschub an Nährstoffen, den eben nur eine gesunde Darmflora beisteuern kann.

Die Darmflora lässt sich unterm Mikroskop gut studieren und so mancher Wissenschaftler ist bestürzt über das, was er da so alles entdeckt: eine katastrophale Überwucherung krank machender Bakterien und viel zu wenig darmfreundliche Mikroorganismen. Die Konsequenzen können verheerend sein:

Die Massen anaerober Bakterien dringen aggressiv in obere Darmbereiche vor, zerstören dort Enzyme wie Trypsin oder Chymotrypsin, die eigentlich dringend für den Eiweißabbau gebraucht werden. Sie zerstören die sensible Schleimschicht im Verdauungstrakt.

Unersättlich in ihrem Heißhunger, scheiden sie natürlich auch ständig Abfallstoffe aus, wie z. B. Ammoniak, wodurch Leber und Nieren belastet werden.

Ein toxisches (giftiges) Milieu breitet sich aus, wenn pathogene (krankheitserregende) Bakterien die Oberhand gewinnen.

Wertvolle ungesättigte Fettsäuren aus Fisch oder pflanzlicher Nahrung werden angegriffen, dabei entstehen zellzerstörende freie Radikale.

Die darmeigene Produktion wichtiger Vitamine wie K, Biotin oder Folsäure sinkt ab, die Bakterien greifen sogar kostbares körpereigenes Vitamin B_{12} an, um sich davon zu ernähren.

Auch Pflanzenschutzstoffe wie Bioflavonoide, die mit der Nahrung aufgenommen werden, werden abgebaut.

Eine aus der Balance geratene Darmflora kann sogar den Stoffwechsel von Hormonen stören. So wird etwa überschüssiges Östrogen, das eigentlich mit dem Stuhl ausgeschieden werden soll, in den Organismus aufgenommen, wodurch bedrohlich hohe Östrogenkonzentrationen entstehen können.

Nicht genug damit, dass diese pathogenen Bakterien wichtige Nahrungsbestandteile aus dem Darm abfangen und giftige Abfallstoffe ausscheiden: In ihrer Unersättlichkeit dringen sie auch noch durch die Darmschleimhaut ins Blut und zu den Körperzellen vor. Spätestens jetzt sind sie in der Lage, sich im ganzen Körper auszubreiten – in der Lunge, der Blase und in anderen Organen. Reizungen, Entzündungen, Infektionen sind die ersten Warnsymptome.

Doch es gibt auch eine gute Nachricht: Eine entgleiste Darmflora kann wieder gesund werden. Und zwar auf recht simple Weise. Lesen Sie bitte im folgenden Kapitel »Schluss mit Laktoseintoleranz«, was Sie für eine gesunde Bakterienwelt im Darm tun müssen, damit Sie in Zukunft Milch und Milchprodukte wie Butter, Käse oder Sahne wieder weitgehend gut vertragen.

5 Schluss mit Laktoseintoleranz: Das Programm

Bevor Sie Ihren Darm langsam wieder an Milch und Milchprodukte gewöhnen können, müssen Sie ihm zunächst eine Ruhe- und Regenerationspause verschaffen, in der er wieder zu seiner natürlichen Bestform zurückfinden kann.

Der erste Schritt zur Genesung: Verzicht

Verzichten Sie zunächst zwei Wochen lang radikal auf alles, was Milch oder Milchanteile enthalten könnte – selbst in geringsten Konzentrationen. Übrigens: Es gibt Menschen, die schon nach zwei Tagen Laktosefreiheit wieder problemlos Biojoghurt essen könnten – riskieren Sie aber lieber nichts und lassen Sie Ihrem Darm die zwei Wochen Zeit zur Regeneration. In diesem Zeitraum gibt es nichts, absolut gar nichts, was Laktose enthalten könnte. Achten Sie bei der Auswahl von fertigen Lebensmitteln vor allem auf den Begriff Magermilchpulver.

Auf versteckten Milchzucker achten

Milchzucker steckt in vielen Lebensmitteln, in denen Sie ihn gar nicht vermuten würden, vor allem in fertig verpackten. Der Grund: Was mit Milchzucker leicht angesüßt und geschmacklich angereichert ist, verkauft sich besser.

Also schon beim Einkaufen am Freitag im Supermarkt jedes Tütchen, jeden Klarsichtbehälter, Karton und jede Dose konzentriert überprüfen. Milchzucker ist auf den Etiketten nicht immer angegeben, Sie dürfen aber getrost davon ausgehen, dass die folgenden Lebensmittel bedenklich sind, auch wenn auf der Zutatenliste kein Milchzucker auftaucht:

- Brot- und Backwaren
- Dressings, Dips oder Mayonnaisen
- Frühstückszerealien
- Fertiggerichte
- Fertigsaucen
- Fertigsuppen
- Gebäck, Kuchen, Torten
- Hackfleischprodukte
- Pizza
- Pudding
- Speiseeis
- Süßwaren
- Würstchen

Laktose wird in einer Unzahl von Lebensmitteln als Aromaspender verwendet, wegen ihrer geringeren Süßkraft auch dem Zucker vorgezogen. Sie kommt also überall dort zum

Schluss mit Laktoseintoleranz: Das Programm

Einsatz, wo Nahrungsmittel einen feinsüßen Beigeschmack entfalten sollen, wie z.B. in Fisch-, Fleisch-, Geflügel- oder Kartoffelsalat, in Streichwurst, Pasten, Gewürzmischungen oder Marinaden.

Auch Arzneimittel enthalten oft Milchzucker als so genannten Füller oder Hilfsstoff; davon betroffen sind etwa acht Prozent aller frei verkäuflichen Medikamente (also auch jene in Drogerien, Reformhäusern usw.) und nahezu 20 Prozent aller rezeptpflichtigen Präparate. Dazu zählen vor allem Schmerz- und Rheumamittel, Antibabypillen und so genannte Gynäkologika (z.B. gegen Pilzinfektionen), viele pflanzliche Kombipräparate, Enzympräparate, Venenmittel oder Multivitamin- bzw. Mineralstoffkombinationen.

Es heißt also aufpassen in diesen 48 laktosefreien Stunden, stellen Sie absolut sicher, dass sich nicht doch ein paar Laktosemoleküle in Ihren Darm mogeln und dort Beschwerden auslösen können. Schon am Montagvormittag werden Sie vielleicht feststellen, dass es auch ein Leben ohne Blähungen und Durchfall gibt. Dies bedeutet aber keineswegs, dass Sie Ihre Laktoseintoleranz bereits los sind. Noch immer lauern nämlich Dickdarmbakterien auf ihr heiß geliebtes Futter, jederzeit bereit, neuen Ärger zu bereiten.

In den nächsten Schritten geht es darum, Ihre Darmschleimhautzellen dazu zu bewegen, wieder Laktase herzustellen, jenes Enzym, das den Milchzucker spaltet und wieder zum gesunden Nährstoff macht.

Gibt der Darm schon Ruhe?

Wenn sich Ihr Darm nach 48 Stunden ohne Milchzucker beruhigt hat, ist das ein gutes Zeichen, das darauf hindeutet, dass es womöglich Milchbestandteile waren, die Ihnen vorher zu schaffen gemacht haben. Jetzt herrscht also eine Art Waffenstillstand in Ihrem Bauch, keine dramatischen Unruhezustände mit Darmkollern und heftigem Stuhldrang. Ihre Dickdarmbakterien sind gerade damit beschäftigt, andere Nahrungsreste zu zerkleinern, wie etwa Ballaststoffe aus Vollkornprodukten, Gemüse, Obst oder Kartoffeln.

Machen Sie jetzt nur nicht den Fehler, zu süßen Snacks, süßen Getränken bzw. zu Wurst oder Hackfleischprodukten wie Hamburgern zu greifen. Denn dadurch entsteht bei der Verdauung Sauerstoff im Dünndarm – und der lockt Dickdarmbakterien an.

Lust auf Milch, Milchgetränke? Dann probieren Sie es mit Kokos-, Reis- oder Sojamilch aus dem Naturkostladen. Diesen Kuhmilchersatz können Sie auch zum Kochen, zum Zubereiten von Speisen, z. B. für Saucen oder Dressings, verwenden sowie natürlich auch im Müsli. Ihr Dünndarm hat damit keine Probleme. Snacks gegen den kleinen Hunger dürfen jetzt keine Laktose enthalten. Greifen Sie zu kerngesunden Zwischenmahlzeiten, die für eine beschleunigte Darmpassage sorgen. Dann kommen Ihre Dickdarmbakterien schnell in den Genuss neuen Nachschubs an Ballaststoffen.

Schluss mit Laktoseintoleranz: Das Programm

Ideale Snacks ohne Laktose

- Bananen
- Bunte Rohkostplatte, nach Belieben mit Thunfisch, Hähnchenstreifen, Roastbeefstückchen, Krabben oder Schinkenwürfeln garniert, mit Essig und Öl angemacht
- Geraspelte Möhren, mit Zitronensaft, Öl, Salz und Pfeffer angemacht
- Geräuchertes Forellenfilet mit Meerrettich und Vollkorntoast
- Halbe Avocado, evtl. mit Zitronensaft, Salz und Pfeffer
- Kleine Obstschüssel
- Magerer Schinken mit Melone und Knäckebrot
- Nüsse, Samen, Kerne, Kastanien
- Scheibe kalter Braten auf Toast, belegt mit Gurken- und Tomatenscheibchen
- Studentenfutter
- Tatar, pikant angemacht mit Knäckebrot
- Tofuwürstchen mit Senf und Pumpernickel
- Trockenobst

Das Ziel: Die Darmschleimhaut regenerieren

Sie möchten schließlich eines Tages wieder köstlich mit Käse Überbackenes oder leckere Sahnesoßen genießen, stimmt's? Dies setzt einen gesunden Darm voraus. Bei vielen Milchzuckergeschädigten, die sich zudem über Monate oder Jahre hinweg katastrophal ernährt haben, ist die Darmflora in einem verhängnisvollen Ausmaß außer Balance geraten. Da haben oft krankheitserregende Stämme mit 90 Prozent der gesamten Bakterienmasse längst die Oberhand über eine bedauernswerte Minderheit »guter« Bakterien gewonnen, deren Regimenter leider immer mehr schrumpfen.

Laktose vertragen heißt Laktase produzieren, jenes Enzym also, das den Milchzucker schon im Dünndarm in seine gesunden Bestandteile Glukose und Galaktose abbaut. Doch das Dilemma vieler Zeitgenossen ist: Ihr Dünndarm ist schlapp, kraftlos, mit einer mitleiderregend abgezehrten Schleimhaut ausgestattet.

Da fehlt es weit und breit an so genannten Enterozyten, an Epithel- bzw. Schleimhautzellen, die ja schließlich das Milchzucker spaltende Enzym herstellen. Also geht es nicht nur darum, die Dickdarmflora zu regenerieren, sondern auch die Dünndarmschleimhaut wieder üppig wuchern zu lassen. Denn nur in einer üppigen Schleimhaut wird erfolgreich Laktase hergestellt.

Die Schleimhaut auf unserer Zunge und auch in der Mundhöhle ist vergleichsweise dünn. Eine gesunde Darmschleimhaut sieht dagegen anders aus: fingerdick, üppig wuchernd, in Millionen so genannter Mikrovilli, Zotten und Grotten, Auswüchsen und Vertiefungen, die alle dazu dienen, die Gesamtoberfläche der Schleimhaut zu erhöhen. Dieses so genannte Epithelgewebe lebt nur wenige Tage, wird dann durch neue Schleimhautzellen ersetzt. Bei einem gesunden Menschen wird täglich 200 Gramm und mehr Epithelmasse ins Darminnere abgestoßen, dort zersetzt und in Form von rei-

Schluss mit Laktoseintoleranz: Das Programm

nem Eiweiß und anderen Nährstoffen wieder aufgenommen und dem Darm zugeführt.

Unser Darm funktioniert dabei nicht anders als die Wurzeln eines Baumes. Wenn das Erdreich feucht und reich an Biostoffen ist, verbreitern und verästeln sich die feinen und größeren Wurzelfasern zu einem immer weiter um sich greifenden Labyrinth. Die Gesamtoberfläche der Wurzeln nimmt immer mehr zu. Wenn aber der Erdboden ausgedörrt und arm an Nährstoffen ist, wenn sich den Wurzelfasern vielleicht nur karger Stein bietet, können weder Wurzelgeflecht noch der Baum selbst gesund in die Höhe wachsen.

Das so genannte Laktase-Phlorizin-Enzym, das den Milchzucker im Dünndarm spaltet, kann nur in einer gesund wuchernden und blühenden Darmschleimhaut synthetisiert werden.

Aber dank neuester Erkenntnisse der Zellforschung ist nun klar: Auch eine verkümmerte Darmlandschaft lässt sich in kurzer Zeit regenerieren und verjüngen. Bei naturbelassener Kost baut sich eine neue üppige Schleimhaut auf, oft innerhalb weniger Tage oder Wochen. Und das ist Voraussetzung dafür, dass wir Sahne, Milch und Käse wieder unbeschwert genießen können.

Gesundes Essen für einen gesunden Darm

Sich gesundheitsbewusst zu ernähren ist eigentlich ganz simpel, und die Anleitung dafür liefert einem der gesunde Menschenverstand.

Volkskrankheit Laktoseintoleranz

- Alles, was naturbelassen ist, darf auf den Tisch, wie Vollkornprodukte, Gemüse, Hülsenfrüchte, Salat, Obst usw. Tofu ist ein exzellenter, nährstoffreicher Fleischersatz. Fleisch-, Fisch- und Geflügelportionen sollten nicht mehr als höchstens 80 Gramm wiegen, damit die darin enthaltenen Purine optimal abgebaut werden können. Vorsicht mit Geflügelhaut: Sie ist enorm reich an Cholesterin.

- Wurst, Hackfleisch, Dosen-, Fertig- oder Mikrowellengerichte sind nicht naturbelassen. Dasselbe gilt für praktisch alles, was in Flaschen, Folien, Klarsichtbehältern usw. abgepackt ist. Dazu zählen auch viele Obst- und Gemüsesäfte, die extrem gesüßt oder gesalzen sind, um den Verkauf anzukurbeln. Ausnahmen sind tiefgefrorenes Obst und Gemüse, wie z. B. Blattspinat, Erdbeeren oder Erbsen-Karotten-Mix, die man getrost und guten Gewissens aus der Tiefkühltruhe nehmen darf.

- Je frischer freilich das Obst und Gemüse ist, desto besser. Außerdem sollten die Lebensmittel möglichst unbelastet und frei von Konservierungs- und anderen Schadstoffen sein. Unser Darm freut sich jedes Mal, wenn wir im Naturkostladen einkaufen – auch wenn es mitunter etwas teurer ist.

- Bevor Sie im Supermarkt ein Lebensmittel aus dem Regal oder der Truhe holen, sollten Sie sich fragen: Ist es wirklich naturbelassen? Dieses disziplinierte Kaufverhalten ist die allererste Voraussetzung dafür, dass Sie schon bald wieder auch an der Käsetheke stehen bleiben dürfen, um nach Herzenslust unter dem mannigfaltigen Angebot auswählen zu dürfen.

Schluss mit Laktoseintoleranz: Das Programm

Jetzt ist Durchhaltevermögen gefragt

Sie haben bereits zwei volle Tage lang konzentriert auf alles verzichtet, was selbst in geringsten Mengen Laktose enthält. Bleiben Sie für insgesamt 14 Tage dabei. Wenn Sie in dieser Zeit in der Apotheke ein Arzneimittel kaufen, erkundigen Sie sich, ob die Tabletten Milchzucker enthalten. Man wird Ihnen bereitwillig Auskunft erteilen. Achten Sie auch beim Kauf der Lebensmittel des täglichen Bedarfs weiterhin darauf, dass sie keine Laktose enthalten und dass nichts Essbares in Ihrem Einkaufswagen landet, das nicht naturbelassen ist.

Im Laufe dieser Phase in Ihrem neuen Leben tun sich in Ihrem Darm erstaunliche Dinge:

Der Anteil krankheitserregender Bakterien im Dickdarm geht zurück.

Die guten, gesunden Bakterien gewinnen mehr und mehr die Oberhand in Ihrer Darmflora.

Ihre Dünndarmschleimhaut wird üppiger. Waren die winzigen, fingerförmigen Zotten bislang vielleicht nur einen viertel Millimeter lang, ragen sie jetzt einen Millimeter und noch länger ins so genannte Darmlumen, den inneren Verdauungsbereich.

Darüber hinaus erreichen die Darmzotten von Tag zu Tag eine höhere Dichte. Fristeten vielleicht noch vor einer Woche gerade mal eine Hand voll dieser kleinen Auswüchse ihr kümmerliches Dasein pro Quadratmillimeter Darmschleimhaut, sind es nun bereits über 40 oder noch mehr.

Und noch etwas ganz Fantastisches ereignet sich: Der

Bürstensaum aus so genannten Mikrovilli verdichtet sich enorm. Genau hier wachsen jetzt ehrgeizig die feinen, langen Ausstülpungen der Enterozyten, der Schleimhautzellen ins Darminnere hinein.

Warum ist dies für Sie so wichtig? Ganz einfach: Auf diesen Enterozyten sitzen nämlich Rezeptoren, die konzentriert den Kontakt mit Milchzucker suchen. In der Hundertstelsekunde, in der eine solche Berührung entsteht, löst sich aus der Schleimhautzelle das Enzym Laktase, das den Milchzucker abbaut – zu den gesunden und nützlichen Nährstoffen Glukose und Galaktose.

Doch vorerst müssen Sie auch dafür sorgen, dass Gene im Zellkern dieser Schleimhautzellen die Herstellung von Laktase wieder stimulieren. Es dauert etwa vier Wochen, nicht nur bis die Schleimhaut des Dünndarms ihr optimales, üppiges Gewicht hat, sondern auch bis die feinen Zellen dieser Schleimhaut wieder daran erinnert werden, dass es unter anderem ihr Job ist, Milchzucker zu spalten. Eines aber ist klar: Sie haben den ersten Schritt getan, um bald endlich wieder Milchprodukte genießen zu dürfen.

Probiotics: Neue Hilfe bei Laktoseintoleranz

Diese winzigen Mikroorganismen gelten bei vielen Wissenschaftlern als neue Wunderwaffe der Medizin. Sie besiedeln die Darmflora und entfalten hier ihre gesundheitsfördernde Wirkung. Nach einer Definition des Bundesinstituts für gesundheitlichen Verbraucherschutz aus dem Jahr 1999 enthalten probiotische Lebensmittel gesunde Mikroorganismen in ausreichender Menge, um nach dem Verzehr eine positive Wirkung im Darm zu erzielen. Zu diesen Lebensmitteln zählen vor allem Biojoghurt, Kefir, Buttermilch, Sauerrahmkäse sowie grundsätzlich alle Lebensmittel, die vor allem reich an speziellen Milchsäurebakterien wie z. B. Lactobacillus acidophilus und Bifidobakterien sind.

Milchsäurebakterien in fermentierten Milchprodukten wie z. B. Joghurtkulturen ernähren sich schon im Magen und im oberen Dünndarm von Milchzucker. Damit sie dies auch können, stellen sie selbst ein dafür bestimmtes Enzym her, die so genannte Beta-Galaktosidase; sie spaltet den Milchzucker und macht auf diese Weise Milchprodukte für den Konsumenten verträglicher. Es kommt dann gar nicht mehr, kaum noch oder zumindest in weit geringerem Umfang als vorher zu heftigen Reaktionen auf den Verzehr von Milchprodukten, wie z. B. Blähungen, Koliken oder Durchfall. Biojoghurt und andere milchsäurehaltigen Lebensmittel können also – zumindest bei den meisten Menschen – Milchprodukte wieder verträglicher machen.

Ermutigende Forschungsergebnisse

Zellforscher der Abteilung für Lebensmittel- und Ernährungsforschung der Universität von Minnesota in St. Paul (USA) gaben zehn Patienten mit Laktoseintoleranz morgens nach dem Frühstück jeweils 20 Gramm Milchzucker. Dieser Laktosegehalt entspricht etwa dem Verzehr von einem halben Liter Milch. Um ein Kontrollergebnis zu erzielen, erhielten die Versuchspersonen Joghurt-Milch mit 2 Prozent Fett und Kulturen von Milchsäurebakterien. Danach wurde über einen Zeitraum von 8 Stunden in stündlichem Abstand der Wasserstoffgehalt in der Atemluft gemessen. Dieser Test gibt präzise Aufschluss über das Ausmaß einer Laktoseintoleranz. Das Ergebnis war interessant: Bereits nach vier Stunden war der Wasserstoffgehalt in der Atemluft deutlich gesunken, und bei allen Probanden fielen die gewohnten Intoleranzprobleme wie Durchfall oder Blähungen sehr viel geringer aus bzw. traten überhaupt nicht auf.

In einer weiteren Studie fand der an diesem Institut beschäftigte bekannte Milchzuckerexperte Dr. Dennis Savaiano heraus, dass die durch Laktoseintoleranz verursachte Wasserstoffproduktion abnimmt, je länger die betroffenen Patienten wieder Milch bzw. Milchprodukte zu sich nehmen. Der Darm gewöhnt sich also allmählich wieder an Milchprodukte, verwertet auch Laktose wieder besser. Nach 8 bis 16 Tagen mit Probiotics wurden im Stuhl erhöhte Konzentrationen an Beta-Galaktosidase gemessen, Hinweis auf eine bessere Nahrungsverwertung von Milchzucker. Erhielten die Probanden Joghurtkulturen speziell vom Typ Lactobacillus acidophilus, fielen die Resultate noch besser aus. Dr. Savaiano: »Bei ständigem Verzehr geringer Mengen von Milchzucker findet im Dickdarm eine Anpassung statt mit der Folge, dass die Symptome einer Laktoseintoleranz abnehmen.« Seine Empfehlung lautet: Milchprodukte zunächst in bescheidenem Maß und möglichst nur als Teil einer größe-

ren Mahlzeit konsumieren. Also zum Beispiel nicht ein großes Stück Käse ohne Brot essen oder rasch ein großes Glas
Milch-Shake trinken.

Auch Dr. Andrew Szilagyi von der Abteilung für Gastroenterologie im renommierten Sir Mortimer Davis Hospi-
tal in Montreal (Kanada) bestätigt die positive Wirkung von
Milchsäurebakterien: »Die von Laktoseintoleranz betroffenen Personen reagieren allerdings unterschiedlich; dabei
spielt auch die Zusammensetzung der probiotischen Bakterienkulturen eine Rolle, ebenso das vorherige Ausmaß auftretender Durchfälle und die individuelle Zusammensetzung
der Darmflora.«

Das Geheimnis der Probiotics

Diese kleinen Bakterien ernähren sich vorwiegend von
Laktose, dem Milchzucker, den sie aus Milchprodukten he-
rausspalten. Je mehr solcher gesunden Bakterienstämme in
Magen und Darm angesiedelt sind, desto mehr Laktose können sie konsumieren. Als Folge davon gelangen Milchprodukte mehr oder weniger laktosefrei in den Nahrungsbrei
des Dünndarms und sind dementsprechend verträglicher. So
entsteht eine eigentlich erstaunliche Situation, dass gerade
Milchprodukte wie Joghurt oder Sauerrahm mithelfen, eine
Laktoseintoleranz zu überwinden. Bakterien in anderen Lebensmitteln als Milchprodukten produzieren dagegen keine
Laktase, also jenes Enzym, das Milchzucker spaltet und un-
schädlich macht.

Experten empfehlen betroffenen Personen, selbst heraus-

Volkskrankheit Laktoseintoleranz

zufinden, welche Arten von Sauermilchprodukten ihnen am besten helfen. Dabei ist Joghurt nicht gleich Joghurt. Die US-Expertin Dr. Natasha Trenev erklärt dies so: »Unterschiedliche Bakterienstämme helfen auf unterschiedliche Weise bei der Nahrungsverwertung. In Probiotics müssen mindestens 70 Prozent einer wirksamen Spezies enthalten sein. Grundsätzlich sind alle Stämme von Lactobazillen gesund, sie schaden der Gesundheit nicht, lindern aber die Symptome einer Laktoseintoleranz auf unterschiedliche Weise. Jede Spezies besteht aus mehreren hundert unterschiedlichen Stämmen, und oft kommt es auf einen ganz speziellen Stamm von Mikroorganismen an, wenn es darum geht, Milchprodukte wieder gut zu vertragen.« Deshalb kann Joghurt nicht das Heilmittel für jedermann sein. Nur Lactobazillen, die in Milchprodukten keimen, produzieren Laktase und helfen gegen Symptome wie Durchfall, Blähungen oder Darmkollern. Dr. Natasha Trenev ist seit mehr als 30 Jahren eine weltweit anerkannte Expertin für Probiotics und hat im Auftrag der Universität von Kalifornien zahlreiche Artikel und Bücher verfasst.

Milchprodukte individuell dosieren

»Die meisten Menschen entwickeln irgendwann zu einem gewissen Grad eine Laktoseintoleranz«, erklärt der Gastroenterologe Dr. Seymour Sabesin, Direktor der Abteilung für Verdauungskrankheiten am berühmten Rush Presbyterian-St. Luke's Gesundheitszentrum in Chicago im US-Staat Illinois. Diese Intoleranz wirkt sich jedoch bei jedem Men-

Schluss mit Laktoseintoleranz: Das Programm

schen unterschiedlich aus. Sabesins Kollege Dr. Theodore Bayless, Leiter der Abteilung für klinische Gastroenterologie am Johns-Hopkins-Universitätskrankenhaus in Baltimore, Maryland, rät daher: »Die Betroffenen sollten selbst herausfinden, wie viel milchzuckerhaltige Kost sie ohne Reue zu sich nehmen dürfen. Am besten ist es, man nimmt im Laufe eines Tages nur äußerst geringe Mengen von Milch, Käse oder Sahne zu sich und steigert die Dosis allmählich, bis man feststellt, dass sie zu groß ist und dass sich erneut Unverträglichkeitssymptome einstellen. Dann sollte man den Konsum wieder reduzieren. Milch sollte man nicht pur trinken, sondern stets zu den Mahlzeiten. Dann wird sie meist wesentlich besser vertragen.«

Dr. Naresh Jain, Facharzt für Magen-Darm-Erkrankungen in Niagara Falls, New York, fügt hinzu: »Mikroorganismen im Joghurt produzieren Laktaseenzym zur Verdauung der ebenfalls im Joghurt enthaltenen Laktosemoleküle. Darüber hinaus bauen sie selbst Milchzucker ab. Etwa 70 bis 80 Prozent meiner Patienten mit Laktoseintoleranz vertragen Joghurt relativ gut. Ideal ist fettarmer Joghurt, der rascher den Magen passiert als fettreicher. So gelangen die nützlichen Milchsäurebakterien schneller und in größerer Menge in den Dünndarm, wo sie mithelfen können, den Milchzucker rechtzeitig abzubauen.«

Wie Dr. Natur bei Laktoseintoleranz hilft

- Im Oktober 2004 hat das American Journal of Clinical Nutrition, die weltweit bedeutendste medizinische Fachzeitschrift für Ernährung, die Heilwirkung von Joghurtbakterien für Personen mit Laktoseintoleranz bestätigt. Entscheidend ist, dass lebende Milchsäurebakterien in Magen und Darm gelangen. Der Joghurt soll von guter, biologischer Qualität sein und möglichst kühl aufbewahrt und nicht zu lange gelagert werden. Nur so bleiben die aktiven Substanzen lange und in vollem Umfang wirksam. Geschmackszusätze (z. B. in Erdbeerjoghurt) spielen dabei keine Rolle.

- Milchsäurebakterien wie Lactobacillus acidophilus, Lactobacillus bulgaricus oder Streptococcus thermophilus wirken wie Arzneimittel aus der Natur. Manche von ihnen synthetisieren wichtige Vitamine wie z. B. Folsäure, andere wiederum erzeugen das Enzym Laktase, das den Milchzucker aus Käse, Sahne und anderen Milchprodukten abbauen hilft. Darüber hinaus enthält Joghurt hohe Konzentrationen an konjugierter Linolensäure, die das Immunsystem stimuliert und auf vielfältige Weise den Zellstoffwechsel aktiviert. Joghurt ist auch der allerbeste Kalziumlieferant; seine Säure ionisiert Kalziumatome und macht sie auf diese Weise für den Stoffwechsel erst verwertbar. Dies ist ganz besonders wichtig für den Aufbau jugendlich fester Knochenmasse.

- Auch das lebenswichtige Spurenelement Eisen benötigt ein saures Milieu in den Magen- und Darmsäften, um optimal

Schluss mit Laktoseintoleranz: Das Programm

verwertet zu werden. Ein guter Biojoghurt trägt demnach zu einer verbesserten Eisenverwertung bei. Das Spurenelement seinerseits hilft wiederum beim Überwinden einer Milchunverträglichkeit. Gesunde Lebensmittel wirken also gemeinsam daran, den Darm zu regenerieren und Milchprodukte verträglicher zu machen.

- Die Bakterien der Lactobazillus-Familie binden sich an die Darmschleimhäute, wo sie die empfindlichen Epithelzellen vor schädlichen Bakterien schützen. Zu diesem Zweck müssen Lactobazillus-Bakterien aber in ausreichender Menge den säurehaltigen Magentrakt passieren. Dafür genügt im Allgemeinen der Verzehr eines 250-Gramm-Glases Biojoghurt im Laufe eines Vormittags.

- Wenn auch die mannigfaltigen Mechanismen noch nicht endgültig abgeklärt sind, gilt heute trotzdem als gesichert, dass Joghurt einen günstigen Effekt auf die Laktoseintoleranz hat.

- Auch das renommierte European Journal of Clinical Nutrition schließt sich dieser Erkenntnis an: »Der Verzehr von Joghurt mit lebenden Bakterienkulturen kann Laktoseintoleranz bei Patienten mit klinisch gesicherter Diagnose deutlich reduzieren.«

- Französische Wissenschaftler testeten die Wirksamkeit von vier verschiedenen Joghurt-Typen: 1) Standardjoghurt mit lebenden Kulturen, 2) hitzebehandelte Joghurts, 3) verdünnter Joghurt mit deutlich geringerer Bakterienkonzentration und 4) einen Joghurtersatz aus Milch ohne lebende Kulturen. Das Ergebnis: Lediglich der Standardjoghurt mit

Volkskrankheit Laktoseintoleranz

hohen Konzentrationen an lebenden Kulturen (z. B. frischer, gekühlter Biojoghurt guter Qualität) setzte ausreichend Laktaseenzym gegen die lästigen Symptome einer Laktoseintoleranz frei.

Das erste Milchprodukt nach 14 Tagen Abstinenz: Biojoghurt

Kaufen Sie sich im Naturkostladen ein Glas Biojoghurt (250 Gramm) und löffeln Sie es über den Vormittag oder über den Nachmittag verteilt aus. Je nach Laune können Sie den Joghurt aufpeppen, mit frischen Früchten, Rosinen, geraspeltem Apfel oder mit kleinen Mangostückchen.

Biojoghurt enthält auch Milchzucker – aber überraschenderweise werden Sie feststellen, dass er in Ihrem Darm keine stürmische Gasbildung mit Durchfall auslöst. Der Grund: Joghurt ist ein sauermilchartiges Erzeugnis, das durch Bakterieneinwirkung entsteht, speziell durch Reifungskulturen der Gattungen Lactobacillus bulgaricus und Streptococcus thermophilus, die beide zu den besten Verbündeten einer gesunden Dickdarmflora gehören und tatkräftig mithelfen, diese aufzubauen. Der Verzehr einer solchen Portion Biojoghurt wirkt sich auf zweierlei Weise positiv aus:

1. Er wirkt beruhigend auf die Darmflora und hemmt eine negative Reaktion auf den im Joghurt befindlichen Milchzucker;

Schluss mit Laktoseintoleranz: Das Programm

2. er wirkt belebend auf das Gen, das in den Enterozyten (den Schleimhautzellen im Dünndarm) die Produktion von Laktase anregt.

Darauf kommt es schließlich an. Die Darmschleimhaut muss das Milchzucker spaltende Enzym wieder selbst synthetisieren. Selbst wenn dies anfangs nur sehr langsam vor sich geht, sollten Sie nicht die Geduld verlieren – unser Zellorganismus ist genetisch darauf programmiert, sämtliche Nahrungsbestandteile möglichst vollständig zu verwerten.

Der Neuaufbau einer gesunden Darmflora kann einige Zeit in Anspruch nehmen. Dabei spielen die erbliche Veranlagung, der Gesundheitszustand des Darms, schlechte Ernährung, Stress, Schlafmangel und Genussgifte eine Rolle. Je mehr dieser Faktoren zusammenkommen, desto weniger verträglich sind Milchzucker oder -proteine und desto länger kann es dauern, bis sich die Darmschleimhaut regeneriert hat.

Joghurt selber machen

In Naturkostläden, Fachgeschäften oder auch im Versandhandel werden Joghurtbereiter angeboten, die teilweise elektrisch betrieben werden. Damit lassen sich preiswert hochwertige Joghurts zubereiten, die frei von Konservierungs- oder Farbstoffen bzw. anderen gesundheitsschädlichen Zutaten sind. Mit dem Zusatz von Fermenten bzw. Joghurtkulturen entstehen über Nacht qualitativ hochwertige Joghurts, Kefir, Dickmilch oder andere Sauermilchprodukte.

Volkskrankheit Laktoseintoleranz

Die Diplom-Ökotrophologin Heidrun Völksen aus Meinerzhagen: »Die Herstellung von Joghurt ist ganz einfach. In eine Schüssel mit Wasser wird mit dem Schneebesen ein Probiotic-Produkt bzw. ein Fermentpulver eingerührt. Diese Mischung wird anschließend gleichmäßig in das mit Milch gefüllte Glas des Joghurtbereiters eingefüllt. Dazu kann man einen elektrischen Joghurtbereiter oder ein Ein-Topf-System mit Isolierbox verwenden. Im Laufe von zehn bis zwölf Stunden erfolgt danach die Fermentation durch lebende Kulturen hochwertiger Milchsäurebakterien. Der Joghurt ist fertig.«

Bei der Verwendung hochwertiger Probiotics als Fermentgrundlage entstehen Joghurts, die bis zu einer Milliarde oder mehr Milchsäurebakterien pro Gramm Joghurt enthalten, möglicherweise das 50fache der in handelsüblichen Joghurts enthaltenen Bakterienmenge. Wegen des hohen Nahrungsbedarfs an Laktose, also an Milchzucker, den diese Milchsäurebakterien haben, eignen sich solche Joghurts naturgemäß am besten für eine allmähliche Therapie einer Laktoseintoleranz. Weil selbst gemachte Joghurts frisch auf den Tisch kommen und ihre Bakterienmikroflora nicht durch Pasteurisieren (Erhitzen) zerstört wurde, sind sie natürlich therapeutisch besonders nützlich.

Die Ernährungsfachfrau Heidrun Völksen: »Wer Milch und Milchprodukte nicht verträgt, sollte es einmal mit einem solch hochwertigen selbst gemachten Joghurt versuchen. Er fördert die Milchzuckerverwertung und stabilisiert die Darmflora, beugt außerdem Pilzinfektionen und

Schluss mit Laktoseintoleranz: Das Programm

Allergien vor. Mit einem solchen Joghurt lassen sich schon zum Frühstück leckere Müsli-Cremes, Mango-Lassis, Frucht-Shakes, Power-Cocktails oder kerngesunde Vitalfrühstücke zubereiten.«

Noch mehr Sauermilchprodukte

In den nachfolgenden Tagen dürfen Sie – zusätzlich zu Ihrer kerngesunden Basiskost – öfter mal Sauermilch oder entsprechende Produkte auf den Tisch bringen. Sie werden aus Milch oder Sahne hergestellt, unter Verwendung von Bakterienkulturen. Der Fettgehalt liegt zwischen 0,3 und 0,5 Prozent, spielt für Sie aber keine Rolle. Prüfen Sie im Bioladen oder im Supermarkt das Angebot, und wählen Sie unter dem reichhaltigen Angebot aus:

– Buttermilch
– Buttermilch- bzw. Sauermilchkäse, mit oder ohne Kräuter
– Buttermilchquark
– Frischkäse
– Joghurt
– Kefir
– Sauercreme
– Sauermilchquark
– Saure Dickmilch
– Speisequark
– Trinksauermilch

Volkskrankheit Laktoseintoleranz

Achten Sie darauf, keine zu großen Mengen auf einmal zu trinken oder zu essen. Wenn Sie Buttermilch trinken möchten, beginnen Sie mit einem Viertelliter und steigern die Menge im Laufe von zwei Wochen auf einen halben Liter pro Tag. Achten Sie darauf, über den Tag verteilt immer nur wenige kleine Schlucke auf einmal zu sich zu nehmen.

Sie werden vermutlich nicht mit Blähungen oder blasendurchsetztem Durchfall auf diese Mengen reagieren. Aber Sie dürfen sich darüber freuen, endlich wieder bestimmte Milchprodukte ungestraft genießen zu dürfen. Was ebenfalls ganz wichtig ist: Sauermilchprodukte sind ebenso reich an Kalzium wie Milch oder Sahne. Darüber freuen sich vor allem Ihre Knochen und Ihre Zähne.

Warum Sauermilch so gut verträglich ist

- Schon vor 5000 Jahren galten fermentierte Milchprodukte bei den alten Ägyptern und später bei den Griechen als Heilmittel – auch gegen krankhaften, anhaltenden Durchfall.
- Joghurt, Dick- und Buttermilch enthalten zwar Milchzucker, dieser wird aber bereits im Magen und insbesondere im oberen Dünndarm durch die schon erwähnten Keimkulturen Lactobacillus bulgaricus und Streptococcus thermophilus zu einem beträchtlichen Teil abgebaut.
- Auch diese Bakterienkulturen haben schließlich Hunger. Und ganz genau so wie ihren weniger »netten« Kollegen im Dickdarm weiter unten schmeckt ihnen der Milchzucker besonders gut.

110

- Weil diese Bakterien von ihrer Lieblingsspeise Laktose relativ wenig übrig lassen, bleibt wenig Futter für die Störenfriede im Dickdarm, aber doch noch gerade genug, um in den Dünndarmzellen jene Gene anzuregen, die die Herstellung von Laktaseenzymen stimulieren.

Machen Sie das Laktasegen wieder zu Ihrem Verbündeten

Das heißt: Wecken Sie es auf, es ist nämlich lediglich eingeschlafen. In diesem Schlafzustand kann es freilich nicht dafür sorgen, dass Ihre Darmschleimhautzellen wieder Laktase synthetisieren, damit Sie wieder einen herrlich sahnigen Krabbencocktail genießen können.

Die Natur hat es seit Jahrmillionen so eingerichtet, dass sich Pflanzen und Lebewesen an veränderte Lebensbedingungen anpassen können. Wissenschaftler sagen dazu: Gene mutieren, verändern sich selbst oder ihr Verhalten. In unseren Chromosomen steuern etwa 30 000 aktive Gene unsere Psyche und unseren Organismus. Ungefähr 70 000 inaktive Gene befinden sich in einer Art Ruhezustand, das heißt sie greifen nicht in unsere Zellen, unser Gewebe, unser Verhalten ein.

Bei Säuglingen ist das Laktasegen, das den Milchzucker in der Muttermilch abbaut, hellwach. Es ist eines der 30 000 hochaktiven Gene, die in jeder Stunde, jeder Minute benötigt werden. Doch im Laufe der Jahre tendiert dieses Gen

Volkskrankheit Laktoseintoleranz

dazu, einzuschlafen und sich den vielen inaktiven, ruhenden Genen anzuschließen. Es hat schließlich seinen Job getan. Milch ist in der Natur im Prinzip nur während der ersten Lebensmonate und -jahre unerlässliches Nahrungsmittel.

So nach und nach mutiert das Laktasegen also, es reduziert die Laktaseproduktion. Der menschliche Besitzer dieses Gens verträgt fortan kleinere Mengen von Milchzucker anstandslos, in Form von Kaffeesahne, in Saucen, Milchschokolade oder einem Eisbecher. Doch einem geballten Ansturm von viel Milchzucker ist der oder die Betroffene nicht mehr gewachsen. Da kann nur noch ein Teil des Milchzuckers rechtzeitig im Dünndarm abgebaut werden. Der große Rest wandert mit der Darmpassage in den Dickdarm. Dort stürzen sich gefräßige Bakterien auf die köstliche Laktose, verzehren sie und setzen als Abfallprodukt Säuren frei, die für Durchfall sorgen.

Wecken Sie also Ihr Laktasegen auf, zunächst mit kleinen Mengen Milchzucker in Sauermilchprodukten aller Art. So wird dieses Gen wieder zu Ihrem Freund. Dies ist der erste bedeutsame Schritt auf dem Weg aus der Laktoseintoleranz.

1927 tüchtige Aminosäuren

- Genau aus 1927 Eiweißbausteinen besteht jedes einzelne Laktasemolekül. Dieses Enzym ist also ein wahres Riesenbaby aus den so genannten Ribosomen, den Eiweißwerkstätten im Inneren der Darmschleimhautzellen.

Schluss mit Laktoseintoleranz: Das Programm

- Für die Produktion dieses Enzyms benötigt die Zelle also viel Eiweißrohstoff, aber auch eine Fülle von Hilfsstoffen, allen voran Vitamin B_6, das besonders reich in Soja- bzw. Tofuprodukten, Leber, Fisch, Walnüssen, Bananen, Spinat, Avocado und Vollkornprodukten enthalten ist. Viele Menschen vertragen Milchzucker nur deshalb nicht, weil ihren Zellen Eiweiß und Vitamin B_6 fehlen.

- Wenn ein solch großes Laktasemolekül fertig ist, wird es in die Zellmembran, die Schutzhülle der Zelle, verfrachtet und dort verankert. Es ragt dann aus der Zelle in das so genannte Darmlumen hinaus, ins Darminnere, wo es Kontakt mit dem Nahrungsbrei aufnimmt, mit dem Ziel, Milchzuckermoleküle zu erkennen und zu spalten.

- Doch nur in üppigen Enterozyten (Darmzellen) kann Laktase hergestellt werden. Und nur in kräftigen Zellwänden kann es überhaupt verankert werden. Das Enzym selbst ist ja stets gleich groß, es kann sich nicht verkleinern, um sich schwächeren Darmwänden anzupassen.

- Wenn die Darmschleimhautzelle im so genannten Bürstensaum der Darminnenwand zu schwach und zu dürftig ausgerüstet ist, kann sie praktisch nur für den eigenen Lebensstoffwechsel sorgen. So genannte Stringent Factors, unendlich winzige Zellheinzelmännchen, signalisieren dem Laktasegen im Zellkern, dass es an Rohstoff für den Bau von Laktase fehlt. Und dass die Zelle ohnehin zu mager ist, um sperrige Laktasemoleküle in ihrer Membran zu verankern.

- Deshalb dauert es eine Weile, bis im Dünndarm wieder ausreichend Laktase zur Verfügung gestellt werden kann, im güns-

113

Volkskrankheit Laktoseintoleranz

tigen Fall vier bis sechs Wochen. Wenn sich aber die Darmschleimhaut in einem wahrhaft erbarmungswürdigen Zustand befindet, kann der Neuaufbau bis zu einem halben Jahr in Anspruch nehmen. Die Zellen müssen erst wachsen, mehr Mitochondrien, die Energiebrennkammern, müssen gebildet werden und ihre Größe muss zunehmen. Denn für eine gesunde Laktaseproduktion wird auch viel Energie benötigt.

• Aus diesem Grund dürfen Sie als Milchzuckergeschädigte/r nicht von heute auf morgen ungestraft zu Mozzarella mit Tomatenscheibchen, Sahnetörtchen, rahmigen Kartoffelsuppen oder leckeren Milchmixgetränken greifen. Der Weg dauert etwas länger – aber er lohnt sich.

Päppeln Sie Ihr Laktasegen wieder auf

Ohne dieses Gen, das sich in den Chromosomen der Darmschleimhautzellen ganz schön breit macht, gäbe es keine Menschen auf der Erde. Es prägt das Enzym aus, mit dem der Milchzucker in der Muttermilch abgebaut wird. Später stellt die Mama die Ernährung dann auf Fläschchenkost um, die nicht mehr so viel Milchzucker enthält, danach folgt die Zeit, in der die Kinder andere Vorlieben beim Essen und Trinken entwickeln: Pommes mit Mayonnaise, Pizza, Hamburger, Fischstäbchen, Currywurst, Limo und Cola-Getränke. Da ist dann bekanntlich immer weniger Milch drin – und am Ende gar keine mehr. Und gleichzeitig mit dem Absinken des Milchzuckeranteils in der Nahrung drosseln die zuständigen Gene die Laktaseproduktion.

Schluss mit Laktoseintoleranz: Das Programm

Doch eines ist klar: Noch niemals ist die Fähigkeit, Laktase zu synthetisieren, von einem Tag auf den anderen verloren gegangen. Es ist ein Prozess, der seine Zeit braucht. Und ganz genauso kann es ein zeitaufwändiger Vorgang sein, seine Laktasegene wieder aufzupäppeln und aufzuwecken. Aber es lohnt sich. Das verheißungsvolle Ziel lautet:

Käse, Sahne, Milch wieder unbeschwert genießen dürfen; den Darm von Grund auf regenerieren und verjüngen; darmbedingte Befindlichkeitsstörungen, Beschwerden und Krankheiten lindern und ausheilen.

Kaum vorstellbar: Frisch ausgeprägte Laktasegene unterstützen sogar das Schlankwerden, können bei Migräne, Neurodermitis, Blasenentzündungen und Pilzbildung im ganzen Körper helfen. Ein Grund mehr, uns dieses fabelhafte Gen und seine Funktion im Körper noch einmal genauer anzugucken.

Fast Food unterstützt die falschen Darmbakterien

Unsere Körperzellen produzieren ein Enzym stets nur dann, wenn es benötigt wird. Die Natur ist nämlich sparsam: Wozu ein Protein herstellen, wenn niemand es braucht? Wenn sich Kinder, Jugendliche und Erwachsene weitgehend milchfrei ernähren, wird automatisch die Laktaseproduktion gedrosselt oder ganz gestoppt.

Damit ist das Chaos im Darm vorprogrammiert. Fast Food, das vor allem fett und süß ist, führt zu einem Zustand im Dünndarm, den moderne Gastroenterologen als »Bacterial Overgrowth« bezeichnen, als eine krankhafte Überwucherung mit Bakterien, die sich in diesem Darmbereich gar nicht aufhalten sollen. Solche Bakterien – zum Beispiel vom Typ Escherichia coli – bauen Milchzucker mithilfe ihres Enzyms Beta-Galaktosidase ab.

Sie lauern im Dünndarm. Wenn sich im Nahrungsbrei kein Milchzucker befindet, beherbergen sie in ihrem winzigen Körper nicht mehr als vielleicht sechs oder zehn solcher Enzymmoleküle. Kaum aber hat der Besitzer oder die Besitzerin dieses Dünndarms eine Schwarzwälder Kirschtorte mit viel Sahne gegessen, steigern die Bakterien ihre Enzymproduktion auf mehrere tausend dieser Moleküle. Weil sich Milliarden solcher Bakterien im Dünndarm aufhalten, wird der Milchzucker in der Nahrung geradezu wütend angegriffen und zersetzt. Gleichzeitig vermehren sich die Bakterien in dieser Situation besonders gut, weil es für sie Nahrung im Überfluss gibt. So steigen die Populationen von enteropathogenen (krankheitserregenden) Bakterien ins Unermessliche und die in ihnen beim Milchzuckerabbau entstehenden Abfallstoffe, die Säuren, verursachen Durchfall. Gleichzeitig bricht die gesunde Milchzuckerverwertung vollkommen zusammen.

Das Milchzuckerdilemma

- Im Prinzip verhält sich die Natur bei allen Lebewesen gleich oder ähnlich. Daher eignen sich Bakterien in vielerlei Hinsicht als Versuchsobjekte für die Gesundheitsforschung.
- Solange unseren Darmschleimhautzellen die leicht verwertbare Glukose zur Verfügung steht, fühlen sie sich nur ge-

Schluss mit Laktoseintoleranz: Das Programm

bremst veranlasst, Laktase zur Spaltung von Milchzucker bereitzustellen. Diesen Mechanismus bezeichnen moderne Zellforscher als Katabolitrepression.

- Dies bedeutet ganz einfach, dass Milchzucker schlecht verdaut wird, solange der Nahrungsbrei viel Glukose enthält. Der oft extrem hohe Dauerverzehr von Süßigkeiten und süßen Getränken kann daher als Hauptverursacher sowohl einer krankhaften bakteriellen Überbesiedelung im Dünndarm als auch der Laktoseintoleranz gelten.

- Wenn wir also eine Cremeschnitte essen, nehmen die Enterozyten (die Zellen in der Dünndarmschleimhaut) erst die süße Glukose aus dem Zucker auf, um sie im Eiltempo ans Blut abzugeben. Mit der Spaltung des Milchzuckers in Glukose und Galaktose lassen sie sich Zeit.

- Da haben es die Laktosemoleküle leicht, aus dem unteren Dünndarm in den Krummdarm zu entweichen, in dem ihnen kaum noch Gefahr durch Spaltungsenzyme droht. Spätestens im Dickdarm freilich werden sie endgültig zur Nahrung für gefräßige Bakterienkulturen. Und es kommt zu den bekannten Beschwerden wie Bauchschmerzen, Darmkollern, Blähungen und Durchfall.

Den genetischen Kippschalter umlegen

In den Chromsomen, den Erbanlagen, tief in unseren Zellkernen sitzt das Laktase-Phlorizin-Hydrolase-Gen, das Gen für das Milchzucker abbauende Enzym. Wie andere Gene auch kann es aktiv oder inaktiv sein. Befindet sich Milchzu-

117

cker in der Nahrung, sollte das Gen wach und aktiv sein, ist keine Laktose im Darm vorhanden, darf es gewissermaßen weiterschlafen. Dieser Kippschalter ist auch anderen Genen eigen, er ist eine sehr wichtige Erfindung der Natur.

Jeder Mensch besitzt jedes Gen in zweifacher Ausfertigung: eins von der Mutter, eins vom Vater ererbt. Genetiker sprechen von zwei Allelen. Dabei können die beiden Allele eines Erbfaktors durchaus leichte Unterschiede aufweisen. Dies gilt auch für das dem unendlich winzigen Laktasegen vorgeschaltete noch viel kleinere Relais-Gen. Eine Mutation auf dieser so genannten Chromosomenposition 13910 knipst gewissermaßen die Laktoseintoleranz an. Dann ist die Neuproduktion von Laktase gestoppt, dem Enzym, das wie ein winziger Rüssel aus der Darmwand ins Darminnere ragt, die kleinen Milchzuckermoleküle erkennt, ansaugt und spaltet. Man verträgt dann ganz einfach keine Milch, keinen Käse mehr. Dieser Mechanismus ist inzwischen wissenschaftlich geklärt. Die moderne Genforschung gibt jetzt vielen leidgeprüften Milchzuckeropfern neue Hoffnung, denn das Relais-Gen kann auch wieder umgeschaltet werden auf Enzymproduktion.

Die richtige Ernährung hält den Darm gesund

Die Zellen der Darmschleimhaut leben nur wenige Tage lang, werden dann abgeschilfert und durch neue ersetzt. Schon nach kurzer Zeit sind die Schleimhautzellen erschöpft, über-

Schluss mit Laktoseintoleranz: Das Programm

strapaziert vor allem auch durch den steten Abwehrkampf gegen Pilze, Bakterien und andere Parasiten. Gleichzeitig müssen neue, junge Darmzellen nachwachsen.

Dies bedeutet, dass sie in einem enormen Wachstumstempo aus der Darmwand heraus reifen und sich entfalten müssen. In nur wenigen Tagen müssen sie ausreichend leistungsstarke Brennkammern für die Energiegewinnung, die Mitochondrien, entwickeln – und ebenso verhältnismäßig große Ribosomen für die Herstellung des Enyzms Laktase.

Dabei werden in unvorstellbarer Eile jeweils mehr als 1000 Aminosäuren in einer genau festgelegten Reihenfolge an das so genannte Startkodon Methionin (ein schwefelhaltiger Eiweißbaustein) geknüpft. Und es wird nicht nur ein einziges Enzymmolekül hergestellt, sondern Hunderttausende. Eine unvorstellbare Leistung der kleinen Zellen, die nur dann möglich ist, wenn sie aus dem Blut heraus selbst üppig mit wertvollen Biostoffen ernährt werden. Die Wiederherstellung einer Milchverträglichkeit kann also nur bei kerngesunder Basiskost funktionieren. Dies bedeutet: Tag für Tag viel Obst, Salat, Rohkost, Gemüse, Hülsenfrüchte und Vollkornprodukte. Dann sind freilich auch kleinere Sünden erlaubt: das Stück Würfelzucker im Kaffee, die Scheibe fette Salamipizza oder die verführerischen Marzipanstangen oder Kokoswürfel.

Volkskrankheit Laktoseintoleranz

Drei wichtige Tipps

- Gönnen Sie sich morgens als erstes kleines Frühstück eine Obstschüssel mit klein geschnittenen Früchten und etwas Kefir, Dickmilch, Buttermilch oder Joghurt. Das versorgt die Knochen mit Kalzium und kurbelt schon morgens den Zellstoffwechsel an.
- Nehmen Sie vor der Hauptmahlzeit (meist mittags) einen Säurelocker zu sich, z. B. einen kleinen Salat, angemacht mit Zitronensaft, Essig und Öl, oder trinken Sie einfach den Saft einer halben ausgepressten Zitrone. Das stimuliert die so genannten Belegzellen der Magenschleimhaut zur Abgabe von mehr Salzsäure in den Magenverdauungssaft. Dadurch wird Nahrungseiweiß wesentlich besser vorverdaut und verwertet. Es kommt zu einem Proteinschub ins Gewebe, und der ist wichtig für die Neubildung von Darmzellen.
- Vitamin A ist der wichtigste Schleimhautschutz, es wird im Leberstoffwechsel aus Karotinen gewonnen, die besonders reich in allen roten, dunkelgrünen, blauen, gelben oder orangefarbenen Obst- und Gemüsesorten enthalten sind. Bei einem Mangel an Vitamin A werden Schleimhautzellen bevorzugt von Krankheitserregern angegriffen und verlieren dadurch an Leistungsfähigkeit.

Übel riechender Stuhl – die Folge falscher Ernährung

Wenn man über Verdauung redet, muss man auch ein manchmal unangenehmes Thema anschneiden: übler Stuhlgeruch.

Schluss mit Laktoseintoleranz: Das Programm

Mit der auf diesen Seiten empfohlenen Ernährung wird sich dieser neutralisieren. Gas- und Stuhlbildung werden im Idealfall nahezu geruchsfrei verlaufen – ein gutes Zeichen dafür, dass sich Ihre Dickdarmflora regeneriert.

Unangenehm riechender Stuhl ist ja stets Folge mangelhaft verdauter Nahrung:

– Kohlenhydrate beginnen zu gären;

– Eiweiß beginnt zu faulen, wozu bestimmte Aminosäuren (Eiweißbausteine) besonders beitragen.

Gesunde Verdauung findet im Magen und Dünndarm statt und niemals im Dickdarm, dem ja auch die dafür nötige dicht-üppige Schleimhautschicht fehlt. Im Dünndarm werden Nährstoffe sowohl resorbiert (ins Blut aufgenommen) als auch abgebaut (durch Enzyme zersetzt). Im Dickdarm gibt es freilich auch eine Verdauung – nämlich jene durch die Bakterien in der Darmflora, die sich gierig auf alles Halbverdaute stürzen. Beim Abbau scheiden sie dann Stoffe aus, die den Darm schädigen – und damit letztlich auch den gesamten Organismus.

Laktosegehalt von Milchprodukten (je 100 Gramm)

Buttermilch	3,5–3,8 g
Dickmilch	3,8–5,2 g
Hartkäse	3,0–3,7 g
Joghurt	3,8–5,5 g
Kaffeesahne	3,6–4,2 g
Kefir	3,7–6,0 g

Kondensmilch	10,5–12,2 g
Milch	4,6–5,0 g
Milchpulver	34,2–52,0 g
Molke	3,2–5,2 g
Quark, Frischkäse	1,9–3,6 g
Rahm (süß oder sauer)	3,0–3,5 g
Schmelzkäse	2,4–5,4 g
Weichkäse, Camembert	0,9–2,2 g

Alternative laktosefreie Milchprodukte?

Weil immer mehr Menschen an Laktoseintoleranz leiden, bieten Supermärkte auch immer mehr laktosearme oder sogar laktosefreie Milchprodukte an. Solche Produkte eignen sich, wenn man mal wieder Milch trinken oder beim Kochen oder der Zubereitung von Mayonnaise, Dressings oder Dips verwenden möchte.

Der Nachteil: Ebenso wie ein lebenslanger Verzicht auf Milchprodukte bedeuten sie ein Sich-Fügen in die Unabänderlichkeit, nie wieder Käse- oder Sahneprodukte unbeschwert genießen zu dürfen. Denn wenn im Nahrungsbrei die Laktose fehlt, werden die Schleimhautzellen nicht zur Laktaseproduktion stimuliert.

Können Arzneimittel helfen?

Die Antwort lautet: Ja. In der Apotheke gibt es synthetisch hergestellte Laktasepräparate in Pillen- oder Tablettenform, die man zu Mahlzeiten einnimmt, die Milchprodukte enthalten, und die das benötigte Enzym zum Abbau des Milchzuckers liefern. Milch, Käse oder Sahne werden dann wieder besser oder problemlos vertragen. Doch diese Mittel bringen auch Nachteile mit sich:

Im Darm kommt es zu einer so genannten Feedback-Regulierung. Weil die Laktasekonzentration im Nahrungsbrei erhöht ist, stellen die Darmschleimhautzellen ihre eigene Enzymproduktion möglicherweise komplett ein. Es dauert oft sehr lange herauszufinden, wie viel Laktase eingenommen werden muss, um ein bestimmtes Milchprodukt zu neutralisieren.

Entscheidender ist aber der Zeitpunkt, zu dem die Laktasepillen eingenommen werden. Wird das Präparat zu früh geschluckt, hat es womöglich schon den Dünndarm durchwandert, ehe dort die Hauptlast der Milchzuckermoleküle eintrifft.

Wird das Präparat zu spät geschluckt, kann es seine Wirkung nur zum Teil entfalten. Dabei ist zu berücksichtigen, dass flüssiger Milchzucker (in Milch, Milchgetränken, der Sahne im Kaffee) den Dünndarm rasch passiert, möglicherweise eine ganze Stunde bevor die Laktasemoleküle in Pillenform dort eintreffen.

Eine ganz wesentliche Rolle spielt dabei, ob die Nahrung

weich oder kompakt ist. Zeitpunkt und Dosierung sind entscheidend. So klagen Betroffene immer wieder: »Ich nehme meine Laktasepillen und vertrage den leckeren Milchvanillereis mit Rosinen trotzdem nicht.« Der Grund ist ganz einfach: Milchzucker und Abbauenzym treffen zu unterschiedlichem Zeitpunkt am Ort des Geschehens, nämlich im Dünndarm, ein.

Trotzdem raten Darmexperten zu Beginn der Selbstbehandlung nicht gänzlich von Laktasepräparaten oder laktosearmen bzw. -freien Milchprodukten ab. Wichtig ist vor allem – so argumentieren sie –, dass wieder Ruhe im Darm einkehrt und mögliche Reizungen sowie Entzündungen ausgeheilt werden. Dazu können auch die Darmflora wieder aufbauende Mittel aus der Apotheke einen Teil beitragen.

Gesunde Darmflora aus der Apotheke

Die rund 400 verschiedenen Bakterienstämme in unserem Dickdarm haben es nicht leicht, ihr gesundes Gleichgewicht stets aufs Neue auszufechten. Rund drei Viertel aller Erwachsenen haben eine Darmflora, bei der der Anteil krankheitserregender Keime zu hoch ist. Dies haben Wissenschaftler anhand von Stuhlproben herausgefunden.

In der Apotheke gibt es eine Reihe von Präparaten, die mithelfen können, eine entgleiste Darmflora rascher als gewöhnlich wieder zu normalisieren. Pro Kapsel enthalten sie bis zu einer Milliarde lebende Bakterienzellen. Sie müssen deshalb in der Regel im Kühlschrank gelagert werden.

Schluss mit Laktoseintoleranz: Das Programm

Ihr Apotheker oder Ihre Apothekerin gibt Ihnen gerne Auskunft. Fragen Sie nach einem Präparat, das möglichst keinen Milchzucker und auch kein Magermilchpulver als Füll- oder Bindemittel enthält. Empfehlenswerte Bakterienarten sind:

- Streptococcus thermopilus
- Lactobacillus acidophilus sowie die Gattungen
- L. brevis
- L. bulgaricus
- L. casei
- L. paracel
- L. planatarum
- L. rhamnosus
- L. salivarius
- Bacillus bifidum
- B. infantis
- B. lactis
- B. longum

Diese lebenden Bakterienkulturen sind nicht gerade billig, helfen aber möglicherweise mit, eine Laktoseintoleranz rascher zu überwinden. Lassen Sie sich in der Apotheke die Produkte vorlegen und achten Sie darauf, dass möglichst viele unterschiedliche Stämme darmfreundlicher Bakterien darin enthalten sind, also nicht etwa nur Lactobacillus acidophilus und Escherichia coli. Wenn die Auswahl nur dürftig erscheint, fragen Sie ruhig nach Präparatelisten mit möglichen weiteren Bestellprodukten.

Zusammenfassung: Die Ursachen der Laktoseintoleranz

- Laktose ist ein ganz natürliches Lebensmittel und kein Schadstoff oder Zellgift. Die Natur hat Laktose entwickelt, um Lebewesen gesund und aktiv zu erhalten. Wenn das Molekül Beschwerden wie Bauchkrämpfe oder Durchfall auslöst, sind andere Ursachen schuld:
- Wegen Mangelernährung und weil Magensäure fehlt, breiten sich im oberen Dünndarm riesige Kolonien von Fremdbakterien aus, die Milchzucker »fressen« und dabei Schadstoffe ausscheiden.
- Die Schleimhaut des Dünndarms ist so stark verdünnt und in Mitleidenschaft gezogen, dass sie keine oder zu wenig Laktase produziert.
- Es werden zu große Mengen von Milchzucker auf einmal verzehrt, z. B. mit dick belegten Käsebroten, zu sahnigen Saucen, cremigen Süßprodukten usw. Die von den Schleimhautzellen produzierte Laktase reicht für den Abbau des Milchzuckers nicht aus.
- In der Dickdarmflora herrschen katastrophale Zustände. Krankheitserregende Keime sind in der Überzahl, sie »verspeisen« den unverdauten Milchzucker und scheiden Säuren aus, die die Darmschleimhaut schädigen.
- Anhaltender Vitamin-A-Mangel führt zu einem Abbau von Haarzellen in der Schleimhaut und zu deren Ersatz durch Keratinzellen (Horngewebe). Die Dünndarmschleimhaut kann Bakterien dann nur noch bedingt abwehren. So genannte

Schluss mit Laktoseintoleranz: Das Programm

Retinoide, die zur Gruppe der Vitamin-A-Säure gehören, hemmen normalerweise die durch Gene stimulierte Verhornung. Funktioniert dieser Schutz nicht mehr, werden Schleim produzierende Zellen abgebaut und Krankheitserreger können sich dann leichter einnisten.

- Ein Defizit an dem wertvollen Spurenelement Eisen hemmt die Bereitstellung von Disaccharidasen, von Zweifachzucker abbauenden Enzymen, zu denen auch die Laktase gehört. Die genaue Ursache ist zellbiologisch noch nicht eindeutig geklärt, vermutlich ist sie aber die Folge unzureichender genetischer Impulse aus den Zellkernen der Dünndarmschleimhaut heraus. Wahrscheinlich regeln Eisen-sensible Mechanismen die Konzentration so genannter mRNA (Messenger-Ribonukleinsäuren), die den genetischen Auftrag zur Laktase-Bildung in die Darmzellen hinein übermitteln. Ein Repressor, der Genkommandos unterdrückt, wird aktiv und stoppt oder drosselt die Laktaseproduktion. Dies geht aus einer wissenschaftlichen Studie vom Dezember 2005 der Universität von Westaustralien in Crawley hervor.
- Alle Faktoren, die gefäßverengend wirken, wie Stress, Nikotin und Kaffee, stören die Laktaseproduktion, weil sie den Nährstofftransport in die sensiblen Schleimhautzellen des Dünndarms drosseln.
- Auch Wassermangel im so genannten Zytosol, dem Inneren der Dünndarmzellen, kann Laktoseintoleranz mit verursachen. Bedingt durch eine zu salzreiche Kost wird den Zellen ihre Nährflüssigkeit entzogen, sie trocknen aus, welken, und ihre zelleigene Enzymproduktion wird unterbunden.

Volkskrankheit Laktoseintoleranz

- Bereits ein einziger der oben genannten Faktoren kann dazu führen, dass die gesunde Produktion des Enzyms Laktase gehemmt oder ganz unterbunden wird. Je mehr Faktoren zusammentreffen, desto höher ist die Wahrscheinlichkeit, dass der normalerweise gesunde Milchzucker nicht vertragen wird.
- Wichtig ist es deshalb, diese Faktoren nach und nach zu beseitigen. Dies ist Voraussetzung dafür, dass Milchzucker in Käse, Sahne, Milch und anderen Milchprodukten mit der Zeit wieder besser oder sogar optimal vertragen wird.

Das 10-Schritte-Programm im Überblick

In nur zehn Schritten können Sie Ihren Darm dazu bringen, Laktose wieder zumindest weitgehend normal zu verwerten.

1. Essen und trinken Sie zwei Wochen lang absolut nichts, was Milchzucker enthalten könnte.
2. Danach nehmen Sie täglich 250 Gramm Biojoghurt über den Tag verteilt in Ihren Speiseplan auf. Geben Sie zum Beispiel morgens einen Esslöffel über Ihr Frühstücksmüsli oder eine kleine Schüssel Obst. Darüber hinaus sind keinerlei Milchprodukte erlaubt, auch keine Sahne im Kaffee.
3. Als Milchersatz erlaubt sind Kokosmilch, Reismilch, Hafermilch und Sojamilch.

Schluss mit Laktoseintoleranz: Das Programm

4. Nach wenigen Tagen können Sie weitere Sauermilchprodukte essen und ein paar Tage später die tägliche Dosis an Milchprodukten in Form von Biojoghurt, Buttermilch, Sauercreme, Sauerrahmkäse, Kefir, Dickmilch oder anderen Sauermilchprodukten auf 500 Gramm erhöhen. Verzichten Sie weiterhin auf alle sonstigen ungesäuerten Milchprodukte. Kontrollieren Sie sich schon beim Einkauf streng!

5. Kaufen Sie sich in der Apotheke ein Präparat zur Regenerierung der Darmflora, das sich aus möglichst vielen unterschiedlichen Bakterienstämmen zusammensetzt. Brauchen Sie das Präparat nach Beipackzettel auf, setzen diese Art der Nahrungsergänzung danach aber nicht weiter fort. Ab jetzt muss sich die Darmbesiedelung mit gesunden Bakterien von selbst entwickeln.

6. Nehmen Sie vor der Hauptmahlzeit einen Säurelocker zu sich, wie z.B. ein Schnapsgläschen voll Apfelessig oder Zitronensaft. Oder einen kleinen Salat, mit Essig und Öl angemacht. Das aktiviert den Eiweißstoffwechsel sowie die Kalzium- und Eisenaufnahme im Körper. Außerdem tötet die vermehrte Magensäure Bakterien, Pilze und andere krankheitserregende Mikroorganismen besser ab.

7. Achten Sie bei Snacks gegen den kleinen Hunger darauf, dass sie gesund und naturbelassen sind, wie z.B. Bananen, Äpfel, Avocado, Trockenobst usw. Bringen Sie grundsätzlich nur noch Naturbelassenes auf den Tisch, wie Obst, Gemüse, Salat, Rohkost, Hülsenfrüchte, Vollkorn-

Volkskrankheit Laktoseintoleranz

produkte, Eier, mageres Fleisch, Fisch, Geflügel (möglichst ohne Haut, sie ist eine Cholesterinbombe!).

8. Auf gefäßverengende Genussgifte wie Kaffee und Zigaretten möglichst verzichten, Stress abbauen, der Nährstoff führende Arterien ebenfalls verengt, somit zu einer schlechteren Versorgung der Zellen mit Biostoffen führt.

9. Nach 30 Tagen dürfen Sie sich zusätzlich zu den Sauermilchprodukten auch Sahne, Käse usw. erlauben, allerdings nur in geringen Mengen über den Tag verteilt. Dazu gehören die Sahne im Kaffee oder in der Sauce Bolognese, mit Käse überbackene Auberginen, eine sahnige Vanilleschnecke aus der Konditorei, 30 Gramm Milchschokolade, sahnehaltige Dressings, ein Glas Honigmilch usw.

10. Nach 60 Tagen dürfen Sie allmählich wieder mehr laktosehaltige Lebensmittel essen und trinken. Achten Sie darauf, wie Ihr Körper reagiert. Begehen Sie nicht den Fehler, zu viel Milchzuckerhaltiges auf einmal zu essen, z.B. dicke Käsespätzle, Lasagne, zu viel Parmesan auf den Knoblauchlinguini, sahnige Torten usw. Wenn Sie trotzdem Blähungen und den typischen wässrigen, bläschendurchsetzten Durchfall bekommen, Laktosehaltiges vorläufig wieder reduzieren.

KAPITEL IV

Milchallergien müssen nicht sein

- Eine Milchallergie betrifft nicht nur den Darm, sondern den ganzen Organismus

- Wenn der Darm durch Fehlernährung geschädigt ist, treten Milchproteine ins Blut über

- Die heftigen Abwehrreaktionen des Immunsystems können lebensbedrohlich sein

- Pilze in Magen und Darm können einer Allergie Vorschub leisten

- Auch nach längerem Verzicht auf Milch bleibt das Immunsystem von Allergikern wachsam

- Probiotics bekämpfen die Allergie fördernden Candida-Pilze

- Vitamin C beruhigt das Immunsystem

- Die richtigen Fette in der Ernährung sorgen dafür, dass weniger aggressive Abwehrmoleküle produziert werden

- Wenn Milch, dann nur qualitativ hochwertige

1 Was ist eine Milchallergie?

Eine Allergie gegen Milchproteine ist etwas völlig anderes als eine Laktoseintoleranz: Die Unverträglichkeit von Milchzucker spielt sich im Bereich des Darmschlauchs ab. Freilich leiden die übrigen Körperteile mit, weil der Darm in Mitleidenschaft gezogen ist und die Körperzellen nicht mehr ausreichend mit Nährstoffen versorgen kann. Im Verlaufe der Erkrankung kommt es zu entsprechenden Mangelerscheinungen, weil vielleicht Eiweiß, Kalzium, Vitamine und Spurenelemente fehlen. Eine Milchallergie ist weitaus bedrohlicher. Da dringen Milchproteine mit unvorstellbarer Rücksichtslosigkeit in die Dickdarmschleimhaut ein, gelangen von dort ins Blut und bedrohen den Organismus. Dabei helfen ihnen Pilze, z. B. der Gattung Candida albicans, die sich in den Schleimhautwänden festsetzen. Sie sind gefräßiger als fast alle anderen Mikroorganismen, scheiden Toxine aus, die sich auf den Körper giftig auswirken. Außerdem beißen die Pilze mikroskopisch winzige Löcher in die Darmschleimhaut, durch die Milcheiweißmoleküle ins Blut gelangen können. Milchallergien können Krankheiten auslösen, unter anderem Dauerentzündungen und Autoimmunerkrankungen wie Morbus Crohn, die sehr schwer beherrschbar sind.

Milchallergien müssen nicht sein

Die Laktoseintoleranz bleibt also weitgehend auf den Darmbereich beschränkt. Anders die Allergien: Sie wirken sich auf den ganzen Körper zerstörerisch aus und lösen oft wütende Abwehrreaktionen aus. Was sich zusätzlich oft verheerend auswirkt: Betroffene, die Milchzucker nicht vertragen, merken dies in der Regel irgendwann und drosseln daraufhin ihren Konsum an Käse, Sahne und anderen Milchprodukten. Allergien sind tückischer, sie greifen tief ins Immunsystem ein. Meist werden sie ebenso wenig erkannt wie aggressive Pilzbesiedelungen. Allergien sind die heimliche Gefahr, die von Milchprodukten droht. Trotzdem gilt bei ihrer Behandlung dasselbe Prinzip wie bei der Laktoseintoleranz: Zunächst müssen die Ernährung und die Verdauung normalisiert werden, der Darm muss sich regenerieren. Dann verschwinden allmählich auch die lästigen, mitunter quälenden Symptome einer Milchallergie.

Warum Milchproteine krank machen können

- Eine Milchallergie ist eine Immunreaktion auf bestimmte Milchbestandteile, in fast allen Fällen auf Milchproteine.
- Die festen Bestandteile von Kuhmilch (aus denen beispielsweise Quark gewonnen wird) enthalten rund vier Fünftel der in der Milch enthaltenen Eiweißsubstanzen. Das restliche Fünftel befindet sich in der Molke, dem wässrigen Anteil der Milch.
- Die Betroffenen reagieren meist entweder auf Bestandteile in der festen Substanz oder der Molke allergisch – oder

Was ist eine Milchallergie?

aber auf Proteine in beiden. Die größeren Probleme verursachen in der Regel Eiweißmoleküle, die sich in der Molke befinden.

- Wenn Milchproteine nicht rechtzeitig gespalten werden und durch die Darmschleimhaut ins Blut gelangen, werden sie vom Immunsystem als Eindringlinge erkannt und rücksichtslos bekämpft – mit entsprechenden Reaktionen im Körper. Die Symptome können innerhalb weniger Minuten auftreten, aber auch erst mehrere Stunden nach dem Verzehr von Käse, Sahne oder Milch.

- Weil unser Organismus genetisch darauf programmiert ist, unter keinen Umständen zu große Eiweißmoleküle im Blutkreislauf zuzulassen, wird der Abwehrkampf gegen diese so genannten Allergene oft mit geradezu erschreckender Heftigkeit geführt.

- Die Betroffenen reagieren dabei unterschiedlich. Bei manchen erfolgt die Immunreaktion erst nach dem Genuss größerer Nahrungsanteile an Milchprodukten, wie vielleicht einem Käsebrot, verzehrt mit einem Glas Milch. Bei anderen kann es bereits zu heftigen Reaktionen kommen, wenn sie nur an Milchpulver riechen und dabei lediglich Spuren von Milcheiweiß aufnehmen.

Unser Immunsystem: Segen und Fluch zugleich

Ganz egal, wo wir uns gerade aufhalten – überall auf dieser Erde wimmelt es von unzähligen Bakterien, Viren, Pilzen, Parasiten und anderen krankheitserregenden Mikroorganismen, deren Ehrgeiz darin besteht, in unseren Körper einzudringen und dort ein paradiesisches Leben zu führen. Diese winzigen Organismen haben vielleicht noch mehr Hunger als wir Menschen und sie hängen ebenso sehr am Leben wie wir.

Ein Beispiel: Wir schieben unseren leise dröhnenden Staubsauger über den Teppichboden im Flur, dabei werden mit dem Staub mikroskopisch kleine Milben aufgewirbelt, die in unsere Atemwege gelangen. Hier beißen sie sich ihren Weg in die Schleimhaut oder ins Blut – und schon sind sie am Ziel ihrer Wünsche. Weil sie vorwiegend aus Eiweiß bestehen, lösen sie eine Eiweißallergie aus. Auf diese Weise entsteht etwa auch ein Heuschnupfen, wenn proteinreiche kleine Blütenstaubpollen dreist durch die Nasenschleimhaut in die Blutbahn vordringen. Bei einer Milchallergie sind es Proteinbestandteile der Milch, die sich hartnäckig ins innere Geflecht der Darmschleimhaut zwängen oder sogar ins Blut gelangen. Als Fremdkörper haben sie hier aber nichts zu suchen. Deshalb werden sie von unserer Immunpolizei mit aller Macht bekämpft, was oft heftigste Reaktionen auslöst. Da finden in den Gefäßen wahre Schlachten statt. Als fein organisierter Schutzapparat wacht unser großartiges Immunsystem Tag und Nacht, in jeder Sekunde über unsere Gesundheit.

Was ist eine Milchallergie?

Nur Nützliches darf in unseren Körper

Unser Organismus schottet sich massiv gegen die feindliche Außenwelt ab. Die Schleimhäute im ganzen Körper sind von der Natur so konstruiert, dass Fremdkörper sie nicht durchdringen können. Dies gilt sowohl für die Atemwege als auch für den Magen-Darm-Trakt, die Lunge, die Nieren und Blase oder den weiblichen Vaginalbereich. Das Gehirn, als wichtigstes und empfindlichstes Hauptquartier unseres Körpers, schützt sich sogar mit einer Blut-Hirn-Schranke gegen Fremd- und Schadstoffe. Die Poren, durch die Nährstoffe Eingang ins Gehirn finden, werden strenger bewacht als die Tresortüren der Goldschätze in Fort Knox.

Oberstes Ziel ist es, den Körper unbedingt und um jeden Preis von Schadstoffen freizuhalten. Und zu diesen Schadstoffen zählen eben auch übergroße Milchproteine:

Dem liegt auch noch ein anderes Prinzip zugrunde. Es dürfen nicht nur keine Fremdstoffe in den Organismus eindringen, sondern ausschließlich Substanzen ins Innere von Zellen und Geweben gelangen, die für deren Stoffwechsel auch verwertbar sind. Dazu zählen die Aminosäuren, die Eiweißbausteine, die durch den Abbau von Milcheiweiß entstehen. Mit größeren Proteinen aber kann der Stoffwechsel nichts anfangen. Deshalb dürfen sie die Schleimhautschranke im Darm nicht passieren. Tun sie es dennoch, werden sie zu Feinden der Gesundheit – und vom Immunsystem gnadenlos verfolgt.

Milchallergien müssen nicht sein

Die Milchproteine

- Die Muttermilch – und ebenso natürlich die Kuhmilch – ist enorm reich an Nährstoffen wie Milchzucker, Vitaminen, Spurenelementen, an Kalzium für die Knochen und an feinen Fettsäuren für die Entwicklung des Gehirns. Außerdem enthält sie den vielleicht wichtigsten Biostoff: Wasser. Babys bestehen immerhin zu fast drei Vierteln und wir Erwachsene immer noch bis zu 60 Prozent daraus.

- Die Milch muss nährstoffreich sein, denn sie ist schließlich zunächst einmal einzige Nahrungsquelle für den Säugling. Dementsprechend besteht sie zu etwa 3,5 Prozent aus Eiweiß, aus den Milchproteinen Casein, Lactalbumin, Lactoglobulin und anderen Eiweißsubstanzen.

- Den Eiweißen hat die Natur die Rolle als Aminosäurespender zugewiesen. Sie müssen also im Darm durch Eiweiß zersetzende Enzyme zu Eiweißbausteinen abgebaut werden. Dann liefern sie reichlich kostbares Biomaterial für das Leben in rund 70 Billionen Körperzellen.

- Manche dieser Zellen (wie z. B. Herzmuskelzellen) verfügen über bis zu 200000 so genannte Ribosomen, Eiweißwerkstätten, in denen Tag und Nacht Zellproteine aus Aminosäuren zusammengeknüpft werden. Da kann man sich schon vorstellen, dass unser Zellstoffwechsel kein fertiges Caseinprotein aus dem Käse braucht, sondern nur die winzigen Aminosäuren als kleinste Eiweißbausteine. Schließlich finden in unserem Körper pro Tag Trillionen von Eiweißsynthesen statt.

Was ist eine Milchallergie?

- Deshalb bekämpft das Immunsystem den Zutritt von großen Milchproteinen, die im Inneren unseres Körpers nichts zu suchen haben. So kommt es also zu Allergien, die einen oft schwerwiegenden Verlauf nehmen können.

Wenn der Immunkrieg tobt

Da hat es also so ein Milchprotein in die Blutbahn geschafft, natürlich ohne zu wissen, wie viel Unheil es anrichtet. Es kommt als Erstes mit bestimmten Abwehrstoffen in Berührung, den Immunglobulinen E, kurz IgE genannt. Diese heften sich an so genannte Mastzellen im Bindegewebe, auf der Haut oder auch in den Schleimhäuten von Nase, Augen, Mund, Darm oder Lunge. Mastzellen sind üppig vollgestopft mit zahllosen Bläschen, die wiederum Abwehrstoffe enthalten. Wenn sie platzen, schütten sie ihren Inhalt in einer meist explosiven Reaktion aus.

Es ist kaum zu glauben, was so ein kleines Milcheiweißmolekül im Immunsystem an Gegenmaßnahmen auslösen kann. Die Bläschen in den Mastzellen enthalten viel Heparin, einen Stoff, der die Blutgerinnung herabsetzt. Mit der Ausschüttung der Heparinbläschen schafft der Organismus die erste Voraussetzung dafür, dass der Blutfluss verbessert und so das arme Protein möglichst schnell ausgeschwemmt werden kann.

Außerdem strotzen Mastzellen von Histamin, einem so genannten biogenen Amin, das die Gefäßwände durchlässiger macht. Dadurch werden Adern undicht, sodass das Milchproteinmolekül durch eine kleine Pore ins angrenzende Gewebe ausgeschwemmt und dort möglichst von der Lymphflüssigkeit endgültig abtransportiert wird. Als Folge davon schwillt das Gewebe an – eines der ersten typischen Symptome einer Allergie. Weil Blut aus den Gefäßen austritt, sinkt der Blutdruck ab, möglicherweise in einen gefährlichen Bereich, der sich durch Schwindelgefühle ankündigt.

Doch schließlich ist das Ziel erreicht, der Eindringling ist aus dem Blutgefäß entfernt und kann keinen weiteren Schaden anrichten.

Mögliche Symptome einer Milchallergie

- Blähungen
- Durchfall
- Ekzem, Neurodermitis Hautjucken
- Keuchen, Atembeschwerden

- Reizbarkeit
- Schüttelfrost
- Schwellungen im Gesicht und an den Händen
- Triefende Nase
- Übelkeit

Wenn die körpereigenen Abwehrmechanismen zusammenbrechen

Dass Milchproteine oder andere Lebensmittelinhaltsstoffe (in Eiern, Muscheln usw.) so problemlos abgefangen und eliminiert werden, ist leider nicht immer der Fall. Oft ist die Belastung nahezu unerträglich. Der Grund: Unser Verdauungssystem und unsere Mechanismen im Stoffwechsel

Was ist eine Milchallergie?

sind bis aufs winzigste Atom genetisch immer noch so programmiert wie damals bei den Neandertalern vor vielleicht 70 000 Jahren. Die haben sich ausschließlich von Naturbelassenem ernährt, weil es McDonald's damals noch nicht gab, ebenso wenig wie Mikrowellen, Fertig- und Dosengerichte, Fast-Food-Kantinen oder fertig verpackte, industriell hergestellte Nahrungsmittel.

Unsere Ernährung wird oft von Lebensmitteln und Getränken bestimmt, die den Organismus mit einer unvorstellbaren Last an so genannten exogenen Antigenen (von außen kommenden Fremdkörpern) strapazieren, in einer Größenordnung von mehreren Tonnen über viele Jahre hinweg.

Der Körper wehrt sich dann verzweifelt gegen das Eindringen unerwünschter Proteine in die Blutbahn. Dabei hilft es ihm, dass er viel Magensäure und Eiweiß spaltende Darmenzyme herstellt, dass er den Nahrungsbrei relativ rasch durch den Darm transportiert und dass das Innere des Darms mit einer dicken schützenden Schleimschicht bedeckt ist. So genannte Lysosomen bauen die Proteine schließlich in winzige Fragmente ab, die keine allergischen Reaktionen mehr hervorrufen.

Nach einer Mahlzeit setzen die Schleimhäute außerdem so genannte sekretorische Immunglobuline A ins Darminnere frei, die sich vorsorglich an Fremdproteine binden, sodass diese nicht mehr ins Blut absorbiert, sondern über den Stuhl ausgeschieden werden. Darüber hinaus sorgt die Immunpolizei im Darm für zusätzlichen Eiweißabbau in den Schleimhäuten des Darms. Ein gesunder Darm sorgt also für massiven Schutz gegen Milchallergien. Doch drei Viertel aller Erwachsenen über 40 Jahre haben einen bereits in Mitleidenschaft gezogenen, geschwächten Darm, der Milchproteine wie z.B. Casein nur noch ungenügend abwehren kann. So dringen diese Allergene rücksichtslos durch feinste Kanälchen ins Blut vor – und zwar oft über die gesamte Länge des Darmtraktes. Die Folgen sind manchmal katastrophal, denn Milch- und natürlich auch andere Allergien können sich in heftigen Beschwerden und quälenden Krankheiten manifestieren.

Notfall anaphylaktischer Schock

Ist das Immunsystem erst einmal auf diese Weise entgleist, reagiert es oft völlig unberechenbar und richtet sich womöglich sogar gegen den eigenen Organismus, indem es eine Autoimmunerkrankung auslöst, eine Dauerentzündung, die nur schwer auszuheilen ist. Allergien können im schwersten Fall lebensbedrohend sein, wenn Mastzellen ständig überreagieren, oft schon auf geringfügigste Reize hin. Die größte Gefahr birgt ein so genannter anaphylaktischer Schock, der dadurch ausgelöst wird, dass Mastzellen in den verschiedensten Geweben ihren Inhalt an Histaminen und anderen Substanzen gleichzeitig ausschütten. Der Blut- und Flüssigkeitsverlust aus den Gefäßen ins angrenzende Gewebe kann dabei solche Ausmaße erreichen, dass Gehirn und Herz nicht mehr ausreichend versorgt werden und dass sogar das Atmen schwerfällt.

Was ist eine Milchallergie?

Erstes Warnsymptom: Schüttelfrost. Der Blutdruck fällt stark ab, es kann zu Atemstillstand und Krämpfen kommen. Der Notarzt injiziert sofort Adrenalin, das die Gefäße verengt und den verhängnisvollen Blutverlust ins Gewebe stoppt.

Milchallergien können dazu führen, dass das Immunsystem außer Rand und Band gerät. Der oder die Betroffene muss deshalb unbedingt nach dem neuesten Stand der wissenschaftlichen Forschung aufgeklärt werden. Wer die Zusammenhänge erkennt, die zu einer Milchallergie führen, tut sich leichter, diese Veranlagung zu überwinden. Die gute Nachricht: Ähnlich wie auch bei der Laktoseintoleranz gibt es seit einigen Jahren völlig neue Erkenntnisse über die Entstehung und auch Behandlung von Milchallergien. Lesen Sie darüber auf den folgenden Seiten mehr.

Nicht die Milch ist schuld an der Allergie, sondern der kranke Darm

So hat sich die Natur das bestimmt nicht gedacht: dass gesundes Milcheiweiß das Immunsystem eines Menschen völlig aus dem Gleichgewicht bringt. Und doch ist es bei vielen Allergikern genau so. Durch anhaltende Fehlernährung ist die Darmschleimhaut beschädigt, ausgedünnt und die IgA-Konzentration in ihren Schleimhautsekreten ist zu niedrig. Dadurch wird die so genannte Permeabilität, die Durchlässigkeit der Schleimhaut für Fremdstoffe erhöht – Milcheiweiß

Milchallergien müssen nicht sein

hat es jetzt viel leichter, durch die feinen Porenkanälchen ins Blut zu schlüpfen, um anschließend Allergien auszulösen.

Schuld an Milchallergien ist also nicht die Milch, sondern ein oft chaotisch ungesunder Darm. Selbst bei kerngesunden Zeitgenossen gelangen stets minimale Mengen an Allergenen, also an Substanzen, die geeignet wären, eine Allergie auszulösen, ins Blut. Das Immunsystem beobachtet dies ganz genau – und produziert eine präzise darauf abgestimmte Menge an Antikörpern, den erwähnten Immunglobulinen.

Um es ganz konkret zu sagen: Wer gerne Erdnüsse oder andere Nüsse knabbert, Fisch, Meeresfrüchte, Käse oder Eier isst, produziert auch gleich vorsorglich die passende Menge an Antikörpern, auch wenn mal ein Tag ohne Nusssnack und Erdbeermilch vergeht. Wenn aber die Darmwände geschädigt sind, reicht der normale Immunschutz nicht aus, und es kommt zu oft ungestümen IgE-Reaktionen. Mastzellen platzen auf, so genannte Mediatoren oder Gewebshormone wie Histamin, Prosta-glandine und Leukotriene werden freigesetzt. Diese Substanzen wiederum sorgen dafür, dass sich Gefäße weiten, die Muskelspannung der Gefäße nachgibt und Schleim produziert wird – alles zu dem Zweck, die Fremdkörper so rasch wie möglich wieder loszuwerden. Nun treten zu allem Überfluss aber noch andere Immunregimenter auf: weiße Blutkörperchen wie Neutrophile, Eosinophile und Lymphozyten, die selbst wiederum eine ganze Reihe von Kampfsubstanzen abgeben. Spätestens jetzt ist die Entzündung da.

Was ist eine Milchallergie?

Die mag dann zwar wieder abklingen – doch das Immunsystem ist gewarnt. Je öfter jetzt Milcheiweiß in die Blutbahn gelangt, desto mehr Schutzzellen setzen den Abwehrstoff Histamin-Releasing Factor frei, ein so genanntes Zytokin, das mit IgE-Molekülen kommuniziert und die Empfindlichkeit gegenüber Milcheiweiß dramatisch erhöhen kann. Von da an ist die Veranlagung einprogrammiert: ein winziges Stück Käse, die Sahne im Kaffee, ein Brötchen mit Streichwurst, die Magermilchpulver enthält – und schon kommt es zu Bauchkrämpfen, Blähungen und anderen Beschwerden.

Die Diagnose einer Milchallergie

- So ganz allein herausfinden, ob man unter einer Milchallergie leidet, kann man nur schwer oder gar nicht. Dazu sind die Symptome jenen einer Laktoseintoleranz teilweise zu ähnlich. Auch können andere Faktoren mitspielen, wie Allergene aus anderen Quellen (z. B. Tierhaare, Pollen, andere Lebensmittel), oder die auftretenden Beschwerden haben ganz einfach völlig andere Ursachen (z. B. verdorbene Lebensmittel, Stress, Mangelernährung).

- Leidet der Patient an einer Milchallergie vom Soforttyp, das heißt er reagiert extrem schnell und heftig allergisch auf Milchproteine in Käse, Sahne etc., wird oft ein Bluttest gemacht und die Konzentration an Immunglobulinen gemessen. Dazu wird etwas Blut abgenommen, an ein Labor geschickt und dort auf Antikörper untersucht. Der so genannte RAST-Test (Radio-Allergo-Sorbent-Test) gibt auch Aufschluss.

Milchallergien müssen nicht sein

Recht einfach und effizient ist ein Hauttest auf IgE-Antikörper. Dabei wird etwas Milcheiweiß auf den Vorderarm aufgestrichen und die darunter liegende Haut angekratzt. Zeigen sich kurz darauf rötliche, punktförmig erhobene Quaddeln, deutet dies auf eine mögliche Allergie hin.

- Bei betroffenen Personen, die langsamer allergisch auf Milcheiweiß reagieren, eignen sich diese Tests weniger. In solchen Fällen wird der Arzt oder die Ärztin den Patienten auffordern, eine Weile ganz auf milchhaltige Lebensmittel zu verzichten. Verschwinden dadurch die Symptome und ist eine Laktoseintoleranz ausgeschlossen, kann man sicher sein, dass eine Milchallergie vorliegt.

Reagiert der Patient erneut allergisch, nachdem er etwa einen sahnigen Eisbecher oder ein Stück Cremekuchen gegessen hat, gilt die Diagnose als weitgehend gesichert.

2 Ein neuer Ansatz:
Allergien durch Pilze

In den letzten Jahren hat die Allergieforschung große Fortschritte gemacht, bedingt durch High-Tech-Analysegeräte, mit deren Hilfe Zellforscher praktisch wie auf dem Bildschirm miterleben können, wie sich Fremdproteine durch die Darmschleimhaut zwängen, um anschließend das Immunsystem zu beschäftigen. Interessant ist jetzt der neuerdings vermutete Zusammenhang zwischen Candidose (einem krankhaften Pilzbefall) und einer Milchallergie. Denn den Wissenschaftlern, die der Entstehung von Milchallergien auf der Spur waren, eröffneten sich gleichzeitig verblüffend neue Einblicke in die Entstehung von Pilzkrankheiten. Der Grund: Beide treten oft gemeinsam auf.

Eine solche Entdeckung macht Biochemiker unverzüglich hellwach und neugierig. Und sie wollen natürlich die Zusammenhänge herausfinden. »Was war zuerst da?«, fragen sie. »Die Milchallergie oder die Pilze?« Nun stellt sich eine mögliche Verknüpfung heraus: Viele Menschen vertragen Milchprodukte problemlos – solange sie nicht zu viele Pilze im Darm haben. Prompt eröffneten sich neue Einsichten in die Entstehung sowohl von Milchallergien als auch einer Pilzkrankheit.

Candidose – Wenn Pilze die Darmschleimhaut schädigen

Es gibt ungefähr 600 Pilzarten, von denen aber nur ganz wenige beim Menschen Krankheiten auslösen können. Dazu gehört vor allem die Gattung Candida albicans. Dieser Pilz ist friedlich, solange er von dem ausgewogenen Kosmos einer gesunden Darmbesiedelung unter Kontrolle gehalten wird. Dann trägt er sogar zur Gesundheit der Darmschleimhaut bei. Aber Candida-albicans-Pilze sind ehrgeizig und tückisch. Wie ein besonders kriegerischer Volksstamm nutzen sie jede Gelegenheit, um sich auszubreiten und rücksichtslos in Form von gewaltigen Populationen aufzurüsten. Dabei helfen ihnen auch die von Ärzten bei bakteriellen Infekten häufig verordneten Antibiotika. Die richten sich zwar meist erfolgreich gegen die bakteriellen Krankheitserreger, zerstören aber gleichzeitig auch das gesunde Ökosystem der Darmflora.

Bakterien und Pilze sind ja bei weitem nicht so kompliziert gestrickt wie wir Menschen, und so gehen sie bei der Nahrungssuche bewundernswert zielstrebig vor. Wie auch anderen Mikroorganismen ist ihnen dasjenige Futter am liebsten, das sich am schnellsten und leichtesten verdauen lässt – nämlich die Einfachzucker in Süßigkeiten, hellen Mehlprodukten (Brötchen, Weißbrot, Pasta usw.) und süßen Getränken. Wenn davon stets reichlich zur Verfügung steht, gedeihen sie rascher und kräftiger als andere Kleinstlebewesen.

Ein neuer Ansatz: Allergien durch Pilze

Und sie verfügen über ein Werkzeug, das Bakterien nicht besitzen: Sie können eine Art Wurzeln bilden, so genannte Rhizoide, mit denen sie sich im Schleimhautgewebe verankern. Ist dies erst einmal geschehen, können sich Pilze in ihrer so genannten mycelialen Form zu gewaltigen Kolonien ausbreiten. Dabei graben diese einzelligen Mikroorganismen winzige Löcher in die Darmschleimhaut. Durch diese dringen ihre giftigen Abfallprodukte, die Mykotoxine, ins Blut ein. Mit dem Blutstrom erreichen sie zunächst die Leber. Ist dieses Organ nicht sehr kräftig und gesund, kann es die Schadstoffe nicht ausfiltern und die Pilztoxine erreichen über das Labyrinth des Blutkreislaufs nahezu sämtliche Körperteile. Die Folge können Pilzbefall an Finger- und Fußnägeln, im Rachen, der Blase, im weiblichen Schambereich und anderswo im Körper sein – mit oft verheerenden Konsequenzen.

Was sich aber oft noch schlimmer auswirkt: Durch die feinen Löcher, die die Rhizoide in die Darmschleimhaut schneiden, können auch andere Fremdkörper ins Blut und weiter in den restlichen Organismus vordringen. Dazu zählen in erster Linie auch Milchproteine. Spätestens jetzt kann sich – für manche Betroffene vielleicht zum ersten Mal – eine allergische Reaktion auf Milchproteine mit all ihren lästigen, unangenehmen Begleiterscheinungen entwickeln.

Eine neue Modekrankheit

- Weil so viele Befindlichkeitsstörungen, Beschwerden und Krankheiten ihre Ursache in einer zu starken Permeabilität (Durchlässigkeit) der Darmschleimhaut haben, haben Experten einen neuen Begriff geprägt: »Leaky Gut Syndrome«, zu Deutsch etwa: Syndrom eines undichten Darms. Mehr und mehr gehen moderne, genetisch geschulte Mediziner dazu über, Milchallergie, Laktoseintoleranz, Candidose oder manche andere Darmkrankheit nicht mehr als jeweils eigenständige Erkrankungen zu untersuchen, sondern im Zusammenhang mit anderen Syndromen.

- Das »Leaky Gut Syndrome« könnte demnach die eigentliche Ursache auch einer Milchallergie sein. Das wäre ja auch nachvollziehbar: Wenn die Darmschleimhäute gesund, dicht und undurchlässig sind, können sich keine frechen Milchproteine hindurchzwängen und Probleme verursachen. Die Voraussetzung für die Entwicklung einer Milchallergie würde damit entfallen.

- Aus diesem ganz neuen Blickwinkel ergeben sich auch neue, andere und oft erstaunlich einfache Behandlungsprinzipien. Wenn eben nicht das Milcheiweiß in der Nussschokolade schuld ist, sondern die Pilze, die durch den Zucker in der Schokolade aufgepäppelt werden, dann kann schon der Verzicht auf Süßes die Allergie positiv beeinflussen.

- Weil immer mehr Menschen auf den Verzehr und Genuss von Milchprodukten mit Beschwerden reagieren, wird weltweit auch immer mehr nach den Ursachen geforscht. Der Kata-

Ein neuer Ansatz: Allergien durch Pilze

log der möglichen Behandlungsmethoden umfasst inzwischen nicht mehr nur den Dauerverzicht auf Sahne, Käse oder Milch, wie er leider immer noch in den meisten Arztpraxen empfohlen wird. Stattdessen geht es darum, die Darmschleimhaut wieder zu kräftigen, abzudichten und nach einiger Zeit zunächst wenigstens probeweise den Genuss von Sauermilchprodukten zuzulassen.

3 Fortschritte in der Therapie

Bevor mit einer Behandlung begonnen werden kann, muss natürlich erst einmal die Diagnose gestellt, das heißt beim Arzt getestet werden, ob überhaupt eine Milchallergie vorliegt. Denn so ganz auf sich gestellt lässt sich dieses Syndrom nicht diagnostizieren. Das Ärztepersonal in Praxen und an Kliniken weiß, dass höchstens 20 Prozent aller Patienten, die mit der Selbstdiagnose »Milchallergie« zu ihnen kommen, auch richtig liegen. Die restlichen 80 Prozent halten sich völlig unnötig von Milchprodukten fern, in der irrigen Meinung, sie hätten eine Allergie gegen Milchproteine. Ihre Bauchkrämpfe und ihr Durchfall haben aber ganz andere Ursachen.

Ist die Diagnose erst einmal gesichert, gilt zunächst der absolute Verzicht auf Milch und sämtliche Milchprodukte bzw. Milchbestandteile. Dies ist zunächst einmal nicht einfach. Woher soll man denn wissen, ob die Ente süßsauer beim Chinesen nicht vielleicht doch ein paar versteckte Moleküle Milcheiweiß enthält? Dem Appenzeller Bergkäse, der heißen Milchschokolade mit Sahnehäubchen oder der Mayonnaise zu den Pommes sieht man es wenigstens an, dass da Milchproteine drin sind. Aber wie sieht es mit all den anderen Lebensmitteln aus? Zunächst ist also mal das genaue Studieren der Etiketten bzw. das Ausfragen des Kellners oder Kochs im Restaurant angesagt.

Fortschritte in der Therapie

Dabei wird man häufiger fündig werden, als einem lieb ist. Milchbestandteile finden sich als Bindemittel oder Aromastoffe in vielen Fertigprodukten, sie stecken oft auch gerade in den Produkten, in denen man sie am wenigsten vermutet: z. B. in Hackfleisch-, Wurst- oder Fleischerzeugnissen, wo sie dazu dienen, die Proteinkonzentration zu erhöhen. Auch viele Fertigsalate, Saucen, Suppen, Dressings und Dips enthalten Milcheiweiß. Auch als Emulgatoren (Mischungs- und Stabilisierungsmittel) oder zum Aufschäumen von Lebensmitteln werden Bestandteile der Milch verwendet.

Vorsicht: Milcheiweiß!

Milchproteine verstecken sich gern unter folgenden Bezeichnungen:

- Alpha-Lactalbumin
- Beta-Lactoglobulin
- Casein
- Caseinat
- Lactalbumin
- Lactoferrin
- Lactoperoxidase
- Molke
- Natrium-Caseinat

Verzicht allein überwindet die Allergie nicht

Mit dem völligen Verzicht auf den Verzehr von Milchbestandteilen verschwinden zunächst die Symptome. Bislang vertraute die Medizin meist allein auf die Tatsache,

Milchallergien müssen nicht sein

dass auch die Neigung zu Milchallergie dadurch mit den Jahren nachlässt. Tatsächlich leiden etwa 40 Prozent aller Milchallergiker nach einem bis drei Jahren ganz ohne Milchproteine entweder gar nicht oder kaum noch an Folgebeschwerden nach dem Genuss von Milchprodukten. Interessanterweise zeigen aber Haut- und andere Tests, dass die allergenspezifischen IgE-Konzentrationen in ihrem Blut sich nicht verändern. Das bedeutet: Das Immunsystem ist nach wie vor auf der Hut vor Milchproteinen. Es hat nicht vergessen, dass Eiweißmoleküle aus Milch oder Käse irgendwann früher einmal unberechtigterweise ins Blut übergetreten sind.

Dabei wird eine Allergie auf Kuhmilch rascher überwunden als zum Beispiel eine Überempfindlichkeit gegenüber Nüssen, Fisch oder Meeresfrüchten wie Muscheln, Krabben oder Krebsen. Allein mit dem Verzicht auf das eine Allergie auslösende Lebensmittel wird die Allergieneigung bei der Mehrzahl der Betroffenen auch über viele Jahre hinweg nicht ganz ausgeräumt. Deshalb ist die Gesundheitsforschung seit kurzer Zeit und mithilfe moderner Analysemethoden intensiv auf der Suche nach besseren Behandlungsmethoden. Die entsprechenden Studienergebnisse lassen hoffen, dass Milchallergien irgendwann einmal völlig überwunden werden können.

Fortschritte in der Therapie

Neue Studien machen Hoffnung

Weil immer mehr Menschen unter einer Milchallergie leiden, wird natürlich auch immer mehr über dieses Phänomen geforscht. Und weil die Forschungsmethoden quasi im Kielwasser der Computerelektronik immer perfekter werden, kommt es auch Woche für Woche zu immer erstaunlicheren Ergebnissen.

Im Oktober 2005 fanden Experten des Labors für Ernährungs- und Biowissenschaften der Shinshu-Universität im japanischen Nagano heraus, dass fermentierte Milchprodukte, speziell in ganz einfachem Joghurt und in Camembert, bestimmte stoffwechselaktive Casein-Phosphopeptide aktivieren, die diese Milchprodukte verträglicher machen und gleichzeitig einen positiven Effekt auf das Immunsystem haben.

Im selben Monat fanden Wissenschaftler der Abteilung für Mikrobiologie der Universität von Taru in Estland heraus, dass Allergien im Zusammenhang mit dem mikrobiellen Ökosystem des Darms auftreten. Hohe Konzentrationen der krankheitserregenden Clostridium-Bakterien sind offenbar besonders für die stürmischen Reaktionen von IgE-Antikörpern verantwortlich. In diesem Fall zielt die Therapie schlicht darauf, wieder ein gesundes Darmfloramilieu herzustellen.

Ebenfalls im Oktober 2005 überraschten Forscher der Abteilung für Ernährungswissenschaften an der Universität von New Hampshire in Durham, USA, mit der Entdeckung, dass übergewichtige Frauen mit mehr als 30 Prozent Fettanteil im Körper dreimal häufiger IgE-gesteuerte Immunreaktionen aufweisen als schlanke Frauen. Das bedeutet, dass auch das Körpergewicht beim Auftreten von Allergien eine Rolle spielen könnte.

Auch am renommierten Jaffe-Institut für Lebensmittelallergien der Mount-Sinai-Schule für Medizin in New York kamen Zellforscher zu einem richtungweisenden Ergebnis. Im Februar 2006 verkündeten sie: »Inzwischen sind fast alle Allergene bekannt. Dadurch hat sich unser Verständnis über krankhafte Immunstörungen durch Lebensmittelallergien verbessert. Schon bald wird es neue diagnostische und therapeutische Ansätze geben, die Allergikern helfen.«

Milch ist kerngesunde Kindernahrung

- Solange kleine Mädchen und Jungen von ihren frühen Lebensjahren an kontinuierlich und beständig immer wieder Milch trinken, werden sie kaum eine Unverträglichkeit entwickeln. Entscheidend ist, dass ihre Ernährung auch sonst gesund ist und dass es keine längere Lebensphase gibt, während der sie nur Cola, Limo oder Ähnliches zu trinken bekommen.

- Kinder mögen es süß. Natürlich mit Honig, Ahornsirup, Melasse, Rosinen oder Obst gesüßte Milchspeisen und -getränke werden ihnen immer schmecken. So produzieren ihre Darmzellen auch weiterhin Laktase, das Milchzucker spaltende Enzym. Ihre Darmschleimhaut bleibt gesund und es wird sich kaum eine Allergie entwickeln.

Fortschritte in der Therapie

- »Oh, meine Lieblingsspeise!« könnte es heißen – bei Milchreis mit Vanille und Honig oder einem süß-sahnigen Apfelstrudel, bei leckeren Milchaufläufen, einem köstlichen Fruchtjoghurt oder einem Grießpudding mit Rosinen und Mandeln.
- Ideale Getränke, die Milchzucker enthalten: Fruchtmolke, süß-fruchtige Milch-Shakes, Kakao, heiße Schokolade, Honigmilch.

4 Schluss mit Milchallergien: Das Programm

Der erste Schritt, einer Milchallergie zu Leibe zu rücken, besteht darin, dem Blutbild die Chance zu geben, sich wieder zu normalisieren. Das heißt: Zunächst auf Milchprodukte komplett verzichten. Da wird dem Betroffenen einiges an Wachsamkeit abverlangt: Selbst der Aufschnitt von der Wursttheke enthält Milchproteine, ebenso wie manche Vitaminpillen, die Gulaschsuppe aus der Dose oder die Meerrettichpaste fürs Forellenfilet. Denken Sie immer daran: Die Allergieneigung steckt in Ihnen drin – übrigens auch dann noch, wenn Sie sich monatelang von jedem Milchproteinmolekül ferngehalten haben.

Die oben erwähnten IgE-Antikörper haben diese Veranlagung in Sie eingeprägt. Wenn Menschen älter werden, übernehmen oft so genannte zellgestützte Faktoren wie etwa die T-Helferzellen des Immunsystems den Job, den Organismus bezüglich eindringender Fremdkörper zu überwachen. Aber das System bleibt wachsam, es darf nicht durch Milcheiweiß gereizt und wachgerüttelt werden. Sonst drohen erneut heftige Beschwerden. Wir dürfen unserem Körper dann keinen Vorwurf machen. Das Immunsystem handelt aus reiner Fürsorge; leider kann seine allergische Reaktion so wütend und

Schluss mit Milchallergien: Das Programm

ungestüm ausfallen, dass der Blutdruck bis zu einem lebensbedrohlichen anaphylaktischen Schock absinkt.

Also strikte Vorsichtsmaßnahme: Vier Wochen lang nichts essen und trinken, was auch nur irgendwie den Verdacht erregt, dass Milcheiweiß drinstecken könnte. Vorsicht selbst bei Magermilchpulver. Auch über die Nasenschleimhäute können die lästigen Proteine eindringen. Eine leckere Gänseleberpastete? Angucken dürfen Sie sie – aber möglichst nicht mal daran riechen.

Keine Chance für böse Bakterien und Pilze

Pilze und Bakterien lassen sich ganz einfach aushungern, indem Sie ihnen die tägliche Ration an schnell löslicher Glukose sperren. Das heißt für Sie Verzicht auf:
– Brötchen, Weißbrot
– Eisbecher, süße Cremes, Puddings
– helle Teigwaren, z. B. Nudeln
– Kuchen, Torten, Gebäck
– Schokolade, Pralinen und andere Süßigkeiten
– süße Getränke wie Cola oder Limo
– weißen polierten Reis

Darmpilze und krankheitserregende Bakterien sind von dieser Maßnahme nicht begeistert, das ist klar. Im Gegensatz zu den guten Bakterien, die auch die Ballaststoffe aus Obst und Gemüse spalten, akzeptieren sie kaum eine andere Nah-

Milchallergien müssen nicht sein

rung als Zucker (dies haben sie übrigens mit Kariesbakterien gemeinsam). Mit der Umstellung Ihrer Ernährung auf Vollkornprodukte und Naturreis ziehen sie sich allmählich aus den oberen Darmbereichen zurück und fügen sich in angemessener Weise in ein gesundes Ökosystem der Darmflora, in dem sie weiter ihre Daseinsberechtigung haben.

Von nun an prägt also auch der ernsthafte und disziplinierte Verzicht auf Süßes und helle Mehlprodukte Ihren Speiseplan. Er ist ein absolutes Muss auf dem Weg, eine Milchallergie langfristig zu überwinden.

Mit Probiotics gegen hartnäckige Pilze

- Im Gegensatz zu Bakterien, die ja gewissermaßen in der Darmflora herumschwimmen, wird man den Pilz Candida albicans nicht so ohne weiteres wieder los, weil sich die kleinen Bösewichter mit ihren nadelspitzen Rhizoid-Krallen so fest in der Darmschleimhaut verankern. Sie müssen aber um jeden Preis entfernt werden, sonst lässt sich eine Milchallergie auf Dauer niemals überwinden. Schließlich reißen sie überhaupt erst die Löcher in die Darmwand, durch die Milchproteine dann ins Blut gelangen, wo sie die unliebsamen Immunreaktionen auslösen. Außerdem scheiden sie aggressive Säuren aus, die die Darmschleimhaut angreifen.

- Gottlob haben Candida-Pilze auch ihre natürlichen Feinde. Dazu zählen in erster Linie Lactobazillen, Stäbchenbakterien, die Glukose (die kleinste Einheit der Kohlenhydrate) zu gesunder Milchsäure vergären. Diese Bakterien leben vor al-

Schluss mit Milchallergien: Das Programm

lem im Magen und oberen Darmbereich, wo sie den tiefer angesiedelten Pilzen ihre Lieblingsspeise wegfuttern.

- Gemeinsam mit ihren Verbündeten, den Bifidobakterien, bilden die Lactobazillen eine schlagkräftige Waffe gegen Candida albicans. Diese so genannten Probiotics produzieren organische Substanzen wie Milchsäure und Wasserstoffperoxid, die die Säurewerte im Darm leicht erhöhen. Die Folge: Den Pilzen wird die Glukose-Verwertung erschwert, weil dafür nämlich ein mildes Säuremilieu erforderlich ist.

- Nachdem Sie vier Wochen lang konsequent alle Lebensmittel und Medikamente gemieden haben, die Milcheiweiß enthalten könnten, dürfen Sie probeweise täglich 250 Gramm Biojoghurt in Ihren Speiseplan aufnehmen und über den Tag verteilt essen, z. B. im Frühstücksmüsli, als Erdbeerdessert oder als Grundlage für ein Salat- oder Rohkostdressing.

- Bekommt Ihnen der Joghurt, dürfen Sie nach weiteren zwei Wochen die Dosis auf 500 Gramm täglich erhöhen und wahlweise auch andere Sauermilchprodukte zu sich nehmen, wie z. B. Kefir, Dickmilch, Buttermilch, Sauerrahmkäse usw.

Bringen Sie Ihre Darmflora in Ordnung

Fragen Sie in der Apotheke nach einem Probiotics-Präparat, das sowohl Lactobazillus acidophilus als auch Bifidobakterien enthält. Diese gesunden Mikroorganismen stellen so genannte Bakteriocine her, die als eine Art natürliche Antibiotika die Candida-Pilze abtöten. Sie können auch ein Präparat auswählen, das darüber hinaus weitere für die Darmflora wichtige Hefen oder Bakterien enthält.

Ein gesundes Gleichgewicht zwischen den rund 400 verschiedenen Bakterienarten im Dickdarm und im Krummdarm (Ileum) ist Voraussetzung dafür, dass eine Milchallergie ausgeheilt werden kann. Ebenso wichtig ist natürlich eine absolut kerngesunde Ernährung mit viel ballaststoffreicher Nahrung wie Obst, Salat, Gemüse, Vollkornprodukten, Kartoffeln und Naturreis. Dadurch wird der Nahrungsbrei rascher durch den langen Verdauungsschlauch geschleust. Gesunde Dickdarmbakterien finden unter den Kohlenhydratrückständen der Ballaststoffe ausreichend Nahrung, während die von der süßen Glukose verwöhnten »bösen« Bakterien und Pilze so nach und nach ausgehungert werden.

Eine gesunde Gemüse- und Getreidekost trägt auch dazu bei, dass sich eine abgemagerte Darmschleimhaut rasch wieder regeneriert. Sie wird von Tag zu Tag üppiger, dichter und schwerer, bis sie im Idealfall nach vier Wochen mit ihren unzähligen Zotten und Auswüchsen optimal verjüngt ist. Jetzt schließen sich auch undichte Stellen, die Darmschleimhaut gewinnt ihre Undurchlässigkeit zurück. Und Candida-Pilze erreichen mit ihren spitzen Rhizoid-Krallen die Schleimhautwände gar nicht mehr, um sich in dem feinen Gewebe festzusetzen.

Aus einem regenerierten Darm und einer blühenden Darmflora heraus kann jetzt auch das innere Immunsystem beruhigt werden – als letzte Voraussetzung für das allmähliche Ausheilen einer Milchallergie.

Schluss mit Milchallergien: Das Programm

Mit Vitamin C gegen die Allergie

Eigentlich wären Milchallergien gar nicht unbedingt so belastend, wenn nur das Immunsystem nicht so schrecklich überreagieren würde. So ein paar Molekülbrösel Casein im Blut ließen sich eigentlich problemlos verkraften. Doch jedes Mal kommt es zu einem ungestümen Ausstoß von Histamin in den Gefäßen, der für Schwellungen, Rötungen, Hautjucken, Schwindelgefühle, Bauchkrämpfe und viele andere Symptome sorgt.

Als Gegenwaffe der Pharmaindustrie gibt es so genannte Antihistaminika, also Pillen, die die Freisetzung von Histamin nach Möglichkeit unterdrücken. Fast schon jedes Jahr erobern neue Präparate den Markt, in Form von Histamin-Blockern oder -Antagonisten (gegenläufig wirkende Mittel), als Pillen, Zäpfchen, Kapseln, Lutschbonbons oder Säfte. Die Wirkstoffe sorgen dafür, dass sich Histamin entweder gar nicht erst an Zellrezeptoren binden kann oder dass es von dort verdrängt wird. Inzwischen gibt es ein gutes Dutzend Wirkstoffe, die man meist rezeptfrei und hübsch verpackt in bunten Packungen in der Apotheke kaufen kann. Diese Mittel verursachen oft beträchtliche Nebenwirkungen wie Kopfschmerzen, Magen-Darm-Störungen, Hautreaktionen, Schwindelgefühle, Nesselsucht, Lichtempfindlichkeit, Juckreiz, Herzjagen – und in der Schwangerschaft dürfen sie meist sowieso nicht eingenommen werden.

Aber auch bei den Tieren gibt es seit Millionen Jahren allergische Reaktionen. Deshalb hat die Natur ihr eigenes

Milchallergien müssen nicht sein

Antihistaminikum gleich mitgeliefert: das Vitamin C, völlig ohne Nebenwirkungen. Tiere produzieren es im eigenen Stoffwechsel aus Glukose, also aus Kohlenhydraten. Wenn sich ein Fuchs eine Lebensmittelvergiftung zuzieht, produziert er einfach mehr Vitamin C. Allergiker haben fast immer erhöhte Histamin- und erniedrigte Vitamin-C-Konzentrationen im Blut. Jeder Apfel und jedes Glas frisch gepresster Grapefruitsaft hilft mit, entgleiste und überhöhte Histaminwerte zu normalisieren. Allergische Reaktionen fallen dann weit weniger heftig aus. Damit ist Vitamin C eine der besten natürlichen Waffen beim Ausheilen einer Milchallergie.

Wunderwaffe Vitamin C

- Dieser unvergleichliche Biostoff hat eine ganz einfache Molekülstruktur: Er besteht nur aus Wasserstoff, Sauerstoff und Kohlenstoff. Nichtsdestotrotz ist er ein ebenso potenter wie engagierter Verbündeter aller leidgeplagten Zeitgenossen, die eine Milchallergie überwinden wollen.

- Gemeinsam mit dem Spurenelement Kupfer steuert Vitamin C den Histaminstoffwechsel. Es senkt die Histaminkonzentration im Blut und hemmt auch die so genannte Histidin-Decarboxylase, ein Enzym, das die Aminosäure Histidin abbaut zu Histamin, dem Übeltäter, der für die heftigen Immunreaktionen hauptverantwortlich ist.

- Außerdem kurbelt Vitamin C die Synthese des Prostaglandins E an, eines Gewebshormons, das sich ebenfalls hemmend auf den Histaminstoffwechsel auswirkt.

- Darüber hinaus hilft Vitamin C beim Abbau von Histamin zu Aspartat, einem für Allergiker unbedenklichen Eiweißbaustein. Vitamin-C-haltiges frisches Obst und Gemüse gehören deshalb unverzichtbar zur Behandlung einer Milchallergie.

Die Rolle der Gewebshormone

Eine Sonderrolle bei Allergien spielen so genannte Prostaglandine, Gewebshormone, die entzündliche und allergische Reaktionen erst so richtig in Schwung bringen. Diese sind oft übereifrig: Kaum hat sich so ein unschuldiges Milchprotein ins Blut geschmuggelt, treten Prostaglandine wie wütende Leibwächter auf und zetteln einen oft unnötigen Abwehrkampf an. Das Milcheiweißmolekül wehrt sich – und in den Gefäßen und im Gewebe des betroffenen Allergikers geht es prompt drunter und drüber. Mit der Folge, dass Kopfschmerzen oder Rheumabeschwerden auftreten, Ekzeme auf der Haut entstehen, es im Darm rumort und es zu Übelkeit oder Herzjagen kommt.

Prostaglandine werden im Stoffwechsel aus Fettsäuren gebildet; es gibt insgesamt fünf Typen dieser hormonähnlichen Substanzen. Für Allergiker besonders belastend sind solche, die aus der Arachidonsäure synthetisiert werden, einer Fettsäure, die vorwiegend in Fleisch, Hackfleisch, Wurst bzw. generell in gesättigten Fettsäuren enthalten ist. Die Umstellung von Fleisch auf Fisch führt innerhalb von 24 Stunden dazu,

Milchallergien müssen nicht sein

dass aus ungesättigten Fettsäuren ein anderer Prostaglandin-Typ produziert wird, der weit weniger entzündungserregend wirkt.

Dieser Mechanismus ist für Menschen, die unter Milch- und anderen Allergien leiden, außerordentlich wichtig und entscheidend. Ein Stück Schokolade oder ein Cremegebäck können – je nach Prostaglandin-Typ – Bauchkrämpfe verursachen oder aber auch nur eine milde Reaktion auslösen, die der oder die Betroffene möglicherweise gar nicht wahrnimmt. Deshalb hilft es, diesen Mechanismus einmal etwas genauer unter die Lupe zu nehmen.

Wie Fisch- und Pflanzenfette helfen

Mehrfach ungesättigte Omega-3-Fettsäuren, wie sie z.B. in Meeresfisch vorkommen, drosseln die Synthese von Prostaglandinen und anderen Gewebshormonen aus Arachidonsäure. Bringen wir statt des Hackbratens Kabeljau auf den Tisch, stellt unser Stoffwechsel weniger aggressive Prostaglandine her. Außerdem sind die Omega-3-Fettsäuren die Grundsubstanz, aus der der Körper so genannte Leukotriene vom Typ B_5 herstellt; diese sind weit weniger entzündungs- und reaktionsfreudig als ihre stets übereifrigen Geschwister vom Typ B_4, die aus Fleisch- oder Geflügelprodukten synthetisiert werden.

Wir dürfen also nicht immer nur den Milchproteinen die Schuld geben, wenn es zu allergischen Reaktionen kommt. Allein der Verzicht auf Fleisch und Wurst kann allergische Symptome so weit lindern, dass man sie – je nach persönlicher Disposition – kaum noch als Beeinträchtigung empfindet. Noch friedlicher verhält sich das Immunsystem, wenn die ungesättigten Fettsäuren vorwiegend aus pflanzlicher Kost stammen. Ideale Lebensmittel sind Avocado, Oliven, Hülsenfrüchte, Mais, Nüsse, Kerne und Samen sowie Pflanzenöle.

Als Nahrungsergänzungsmittel empfehlen Experten Borretschöl oder Nachtkerzenöl mit ihren bewundernswert hohen Anteilen an Gamma-Linolensäure, der empfindlichsten und gleichzeitig kostbarsten Fettsäure, die die Natur hervorbringt. Sie konkurriert beim Aufbau von Gewebshormonen mit der entzündungsfreudigen Arachidonsäure und reduziert die Produktion von »bösen« allergiefreudigen Gewebssubstanzen.

Was sonst noch eine Rolle spielt bei Milchallergie

Je gesünder unser Körper ernährt wird, desto weniger rächt er sich durch übertriebene allergische Reaktionen auf Milchproteine in Käse, Sahne oder anderen Produkten. Doch Gesundheit besteht nicht nur aus Essen und Trinken. Auch andere Faktoren spielen eine große Rolle.

– Schlaf und Entspannung sind ebenfalls Teil der Ernährung, denn nur im Ruhezustand beherrscht uns das so genannte parasympathische vegetative Nervensystem. Es erweitert die Gefäße, stimuliert die Magen- und die Darmtätigkeit, drosselt dafür Hirntätigkeit, Herz- und Kreislaufaktivität. Dadurch können Nährstoffe aus dem Nahrungsbrei resorbiert und über die Bluttransportwege den 70 Billionen Körperzellen zugeleitet werden. Die können sich nun ebenfalls in aller Ruhe regenerieren und verjüngen. Und was außerdem wichtig ist: Schlaf und Entspannung wirken auch besänftigend auf ein ständig überreiztes Immunsystem.

– Mentaler und körperlicher Stress aktivieren hingegen das sympathische Nervensystem. Da geschieht genau das Gegenteil: Die Adern werden verengt, dadurch steigt der Blutdruck an, Herz-Kreislauf-Tätigkeit und Hirnfrequenz werden erhöht, gleichzeitig die Magen-Darm-Tätigkeit gedrosselt. Als Folge von zu viel Stress wird die Darmschleimhaut nicht ausreichend mit Biostoffen wie Vitaminen oder Spurenelementen versorgt. Dadurch kann sie sich nicht regenerieren und ihre Abwehrfunktion gegen Pilze, Bakterien usw. ausüben.

– Nikotin und Kaffee sind Genussgifte, sie wirken ebenso gefäßverengend wie Stress, deshalb putschen sie auch auf. Dem Verdauungstrakt aber schaden sie, denn sie verändern den gesunden Säure-Basen-Haushalt und schädigen die Darmwand. Also: Gift für Allergiker.

– Salz bindet Wasser, vor allem auch im Bauchraum, wo sich der Nährstofftransport ins Blut durch wassergefüllte Darmkanälchen vollzieht. Deshalb haben viele Menschen, die stets salzreich essen, einen Wasserbauch, den sie irr-

Schluss mit Milchallergien: Das Programm

tümlich für Fett halten. Was sich aber verhängnisvoller auswirkt: Das Natrium im Kochsalz und auch der Chlorid-Anteil entziehen allen Zellen im Körper ihre kostbare Flüssigkeit, trocknen sie aus und lassen sie welken, vorzeitig altern. Darmgewebe und Immunsystem fällt es dann noch schwerer, nicht allergisch auf eindringende Milcheiweißmoleküle zu reagieren.

Das 10-Schritte-Programm im Überblick

In nur zehn Schritten können Sie Ihren Darm und Ihr Immunsystem dazu bringen, auf Milcheiweiß wieder zumindest weitgehend normal zu reagieren.

1. Verzichten Sie zunächst für vier Wochen komplett auf alle Lebensmittel, die irgendwelche Milchbestandteile enthalten könnten.
2. Nach vier Wochen nehmen Sie täglich 250 Gramm Biojoghurt in Ihren Speiseplan auf; essen Sie den Joghurt in kleinen Portionen über den Tag verteilt.
3. Wenn Ihnen der Joghurt gut bekommt, erhöhen Sie nach weiteren zwei Wochen Ihre tägliche Biojoghurtdosis auf 500 Gramm. Jetzt dürfen Sie auch andere Sauermilchprodukte zu sich nehmen, wie Kefir, Dickmilch, saure Sahne usw.
4. Verzichten Sie langfristig auf Süßigkeiten, gesüßte Getränke und helle Mehlprodukte.

Milchallergien müssen nicht sein

5. Sorgen Sie für eine gesunde und ballaststoffreiche Ernährung, bringen Sie also viel Obst, Gemüse und Vollkornprodukte auf den Tisch.

6. Ersetzen Sie Fleisch und Wurst durch Fisch.

7. Nehmen Sie viel fettreiche pflanzliche Kost in Ihren Speiseplan auf, dazu gehören Oliven, Avocado und Pflanzenöle.

8. Reduzieren Sie mentalen und körperlichen Stress so weit wie möglich.

9. Verzichten Sie möglichst auf Salz. Schmecken Sie Ihre Speisen lieber mit Kräutern und Gewürzen ab.

10. Gönnen Sie sich insgesamt mehr Ruhe, Schlaf und Entspannung.

KAPITEL V

Was Sie sonst noch über Milch wissen sollten

- Milch ist im Prinzip eines der gesündesten Lebensmittel

- Ohne Milch gehen dem Körper viele Vitamine und Mineralstoffe verloren

- Rohmilch ist die beste Milch

- Bei der Haltbarmachung wird die Milch in ihrer Struktur verändert

- Denaturierte Milch fördert Allergien

- Unser Körper kann nur mit der rechtsdrehenden (L+)-Milchsäure etwas anfangen

- Gute Ernährung und eine gesunde Lebensführung geben Milchunverträglichkeiten keine Chance

1 Milch: Ein von Natur aus rundum gesundes Nahrungsmittel

Milch, diese weiße, sahnige Nährflüssigkeit, enthält alles, was ein Baby zum Wachsen braucht. Vor allem also viel Kalzium, den wichtigsten Bestandteil unserer Knochen. Was aber noch entscheidender ist: Milch enthält dieses Mineral in genau dem richtigen Verhältnis zu den beiden anderen Knochenmineralien Phosphor und Magnesium, wie es von den Osteoblasten, den kleinen, fleißigen Bauzellen im Skelett, gebraucht wird. Wer pro Tag einen Liter Vollmilch konsumiert – egal, in welcher Form –, deckt nahezu den gesamten Bedarf seines Organismus an Eiweiß, Kalzium, Phosphor und Magnesium und versorgt ihn darüber hinaus mit einem erheblichen Teil an insgesamt 40 weiteren wichtigen Nährstoffen.

Damit wird schon klar, dass ein Verzicht auf Milch und Milchprodukte gesundheitliche Folgen hat – besonders dann, wenn sich der Mensch auch in anderer Hinsicht ungesund ernährt. Wer über einen langen Zeitraum hinweg völlig auf Milch, Käse, Sahne und andere Milchprodukte verzichtet, läuft Gefahr, Knochenmasse abzubauen. Die Knochenmineraldichte nimmt dann ab, speziell im Bereich von Hüfte und Lendenwirbelsäule. Zwar ist auch Gemüse reich an Kalzium, doch vor allem ältere und alte Menschen brauchen das

Was Sie sonst noch über Milch wissen sollten

Kalzium aus der Milch, damit sich ihre Knochen ständig verjüngen können. Grund genug also, eine Milchallergie oder Laktoseintoleranz zu überwinden. Zumal Milch und Milchprodukte nicht nur außerordentlich nahrhaft, sondern auch leicht verdaulich sind.

Ein Schatz an Vitaminen und Spurenelementen

Milch enthält sämtliche Vitamine, doch einen besonders hohen Anteil an den Immunschutzvitaminen A (für die Schleimhäute), C (gegen Infektionen) und E (gegen freie Radikale). Alle Vitamine, die für die Regeneration von Zellen und deren Teilung wichtig sind, kommen in der Milch hochkonzentriert vor.

Auch der Reichtum an Spurenelementen in Milch und Milchprodukten ist enorm: Bestens aufeinander abgestimmt tragen Eisen, Kupfer, Mangan und Zink zum Aufbau und zur Verjüngung der Zellen bei. Davon profitiert am meisten das Bindegewebe, das bei vielen Zeitgenossen ausgedünnt ist, weil es Tag für Tag als Eiweißreservoir ausgeplündert wird. Selen in der Milch ist der beste Verbündete unseres Immunsystems, das reichlich enthaltene Jod wird von der Schilddrüse zur Produktion ihrer zellbelebenden Hormone benötigt. Milch ist deshalb alles andere als ein Lebensmittel, das sich problemlos durch andere Nahrungsmittel ersetzen lässt.

2 Haltbar gemachte Milch verliert an Qualität

Die ursprünglichste und beste Milch ist die Rohmilch, die man freilich nur auf dem Bauernhof bekommt oder als Vorzugsmilch, etwa in Naturkostläden. Sie stammt aus dem Gemelk meist mehrerer Kühe, wird nicht erhitzt und ist dementsprechend reich an Vitaminen. Diese naturbelassene Milch muss möglichst rasch verwertet werden. Schon beim kurzfristigen Lagern können sich Bakterien und andere Keime ungebremst vermehren. Deshalb muss diese Milch sorgsam verpackt und ihre Weitergabe entsprechend gewissenhaft überwacht werden.

Wenn wir normalen Zeitgenossen von Milch reden, meinen wir meist Vollmilch. Diese typische Konsummilch, allseits beliebtes Lebensmittel, ist pasteurisiert, also wärmebehandelt, wodurch möglicherweise krankheitserregende Mikroorganismen abgetötet werden. Anders könnte der Handel diese Milch bei den oft langen Transport- und Lagerzeiten gar nicht in großen Mengen anbieten.

Meist wird die Milch auch noch homogenisiert, wodurch sie nicht so sehr aufrahmt und sahniger bleibt. Dabei wird sie mit extremem Druck durch feinste Düsen gepresst. Ihre feinen Fettkügelchen werden auf diese Weise verkleinert.

So behandelt, bildet die Milch dann daheim keine schwimmende Rahmschicht mehr, was viele Konsumenten als angenehm empfinden. Die Milch selbst wird freilich auf diese Art und Weise mehr und mehr denaturalisiert und verliert ihre bewundernswert hohe Konzentration an Biostoffen.

Die »gequälte« Milch

Um mit diesem unvergleichlichen Naturprodukt immer mehr Geld zu verdienen, wird es in seiner Struktur zerstört, misshandelt und verändert. Gottlob rufen diese Irrwege jetzt zunehmend Wissenschaftler auf den Plan, die mal unter die Lupe nehmen, was sich in solcherart »gequälter« Milch abspielt.

- Je höher der Druck beim Homogenisieren ist, desto mehr wird die Milch denaturiert. Gegen einen relativ niedrigen Druck von 100 bar kann sich dieses Lebensmittel noch wehren. Je höher der Druck ist, dem Milch ausgesetzt wird, desto stärker verändert sich das wichtige Milcheiweiß vom Typ Beta-Lactoglobulin.

- Beim üblichen Hochdruck von 250 bar und höheren Temperaturen werden die beiden so genannten genetischen Varianten dieses Milchproteins zu Mutationen gezwungen. Aminosäuren im Molkeanteil der Milch ändern ihre räumliche Struktur und verlieren an ursprünglicher Nährkraft.

- Genforscher vermuten in dieser Tendenz einen Zusammenhang mit dem gehäuften Auftreten von Milchallergien. Ihr Fazit: Je höher der Druck und je höher die Temperaturen, denen Milch bei der Vorbehandlung ausgesetzt ist, desto leichter könnte aus einem gesunden Lebensmittel eines werden, das normale Stoffwechselprozesse stört und dadurch Befindlichkeitsstörungen auslöst.

Vorsicht H-Milch!

Im Gegensatz zum Pasteurisieren (einer vergleichsweise milden Erwärmung) werden in der ultrahocherhitzten H-Milch nach Meinung von Experten bis zu 90 Prozent des enthaltenen Molkeproteins denaturiert. Dies geht zwangsläufig auf Kosten der Qualität des Lebensmittels Milch. Nicht umsonst setzt die Natur seit jeher auf Frische und natürliche Temperaturen:

Blätter, Rispen, Samen oder andere pflanzliche Nahrungsmittel werden von Tieren stets frisch gerupft oder aufgelesen und dementsprechend in ihrer ursprünglichen Nährstoffzusammensetzung konsumiert. Dasselbe gilt insbesondere auch für die Milch als Säugenahrung für Jungtiere.

In der Natur befinden sich alle Nahrungsmittel in dem idealen Temperaturbereich bis etwa höchstens 45 Grad Celsius. Noch stärker kann die Sonne tierische oder pflanzliche Lebensmittel nicht erwärmen. Darauf sind auch wir Menschen immer noch genetisch programmiert. Jede Art von Lagerung oder Erhitzung zerstört kostbare Inhalte von Biostoffen.

Je stärker Milch bei der Behandlung erwärmt oder gar erhitzt wird, desto mehr gesunde Bestandteile verliert sie.

Was Sie sonst noch über Milch wissen sollten

Beim Pasteurisieren oder Kurzzeiterhitzen für 45 Sekunden bis knapp über 70 Grad Celsius gehen bereits rund zehn Prozent an den Vitaminen B_1, B_6, Folsäure und B_{12} sowie bis zu 25 Prozent an Vitamin C verloren. Lichteinwirkung zerstört zusätzlich ein Fünftel der Konzentration an Vitamin B_2. Das »Schönheitsvitamin« Biotin, wichtig für gesunde Haut und volles Haar, wird ebenfalls in erheblichem Umfang vernichtet.

Entscheidend ist der Verlust an der Aminosäure Lysin, das Bestandteil aller hochwertigen Lebensmittel ist. Lysin ist ein so genannter essenzieller Eiweißbaustein; unser Stoffwechsel kann ihn nicht aus anderen Aminosäuren synthetisieren. Schon bei leichter Erwärmung bindet sich Laktose (Milchzucker) an das Lysin und macht diesen kostbaren Eiweißbaustein für den Stoffwechsel unverwertbar. Je größer die Hitze, desto mehr Lysin wird auf diese Weise neutralisiert.

Weil Lysin wichtigstes Glied in der Kette von Trillionen Zellmolekülen ist, können diese Vitalproteine bei einem entsprechenden Defizit nur noch begrenzt hergestellt werden. Was sich oft verheerend auswirkt: Je länger sich Menschen mit denaturierter Milch ernähren, desto mehr neigen sie zu einer Milchallergie.

Milch ist nicht gleich Milch

- Während Qualität und Sauberkeit unseres Trinkwassers aufgrund gesetzlicher Regelungen ständig sorgfältig überwacht werden, darf Milch unbedenklich erhitzt, anderweitig behandelt und sogar mit Zusatzstoffen angereichet in den Handel kommen.

- Damit Milch möglichst lange haltbar und transportfähig bleibt, wird sie kühl gelagert. Dadurch wird das Wachstum der »guten« Säure bildenden Bakterien gehemmt. Gleichzeitig können sich die eher gesundheitsschädlichen keine Säure bildenden Bakterien teilweise ungehindert vermehren; sie spalten Milchproteine, wobei Schwefel aus speziellen Aminosäuren (Eiweißbausteinen) wie z. B. Methionin freigesetzt wird. Aus diesem Grund fault so manche Vollmilch aus dem Supermarkt rasch, während sich Sauermilch und ähnliche Produkte länger halten.

- Je nachdem, in welchem Ausmaß Kühe gift- und schadstoffbelastetes Gras fressen, finden sich in der Milch entsprechende Konzentrationen dieser schädlichen Substanzen. Dabei handelt es sich vor allem um Schwermetalle wie Blei, Cadmium und Quecksilber, aber auch um chlorierte Wasserstoffe wie Lindan oder so genannte polychlorierte Biphenyle und andere Schadstoffe, die zwar inzwischen gesetzlich verboten sind, sich aber nach ihrem Ausbringen lange im verseuchten Erdreich halten. Sie sind meist hochfettlöslich, reichern sich deshalb in den Fettanteilen der Milch an und können zu Schädigungen von Leber, Milz oder Nieren führen.

- Giftige Aflatoxine, Ausscheidungsprodukte von Schimmelpilzen, gelangen durch Futtermittel in die Milch, wenn Tierfutter zu warm, zu feucht oder zu lange gelagert wird. Auch die neuerdings in Mode gekommenen Siloballen erregen –

wenn sie zu lange gelagert werden – den Verdacht von Prüf-experten. Welche Pilzkeime, welche Abfallstoffe können sich hier anreichern?

- Auch die Beimengung des Spurenelements Jod in Futtermit-tel gilt als bedenklich. Aus den USA kommen neuerdings Hiobsbotschaften, dass Jod in der Milch Akne hervorrufen kann. Wissenschaftler am Institut für Tierernährung der Bun-desforschungsanstalt für Landwirtschaft in Braunschweig befürchten, dass die Jodkonzentration in Trinkmilch zu hoch werden könnte, wenn der natürliche Jodbedarf der Kühe ge-deckt ist. Ein Überschuss könnte sich in der Milch ablagern. Dies könnte sich wiederum verhängnisvoll auf den Verbrau-cher auswirken, speziell auf dessen Schilddrüsentätigkeit. Bekanntlich bestehen Schilddrüsenhormone zu zwei Dritteln aus Jod; durch eine unnatürlich gesteigerte Produktion von Thyroxin und Trijodthyronin kann es zur so genannten Hyper-thyreose, einer Schilddrüsenüberfunktion kommen, die sich in Hyperaktivität, Zappeligkeit, Schweißausbrüchen, Herzja-gen, Gewichtsabnahme, Durchfall und Muskelschwäche äu-ßert, speziell bei Kindern.
- Beim Einkauf von Milch sollte man deshalb sichergehen, dass das Produkt einwandfrei, das heißt weder schadstoff-noch zu sehr jodbelastet ist. Milch sollte möglichst nicht in durchsichtigen Glasbehältern abgefüllt werden, weil Licht das empfindliche Vitamin B_2 (Riboflavin) zerstört. Dieses Vi-tamin ist für unseren Zellstoffwechsel unerlässlich; ein Man-gel zeigt sich an gesprungenen Lippen, feinen Rissen in den Mundwinkeln, Hautschuppen, geröteter Zunge und bren-

Haltbar gemachte Milch verliert an Qualität

nenden Augen. Schon beim Pasteurisieren von Milch geht viel Riboflavin verloren. Milch, die in einer Glasflasche unter Lichteinfluss gelagert wird, verliert innerhalb von 24 Stunden bis zu 90 Prozent ihres Riboflavingehaltes.

Veränderte Eiweißbausteine

Wenn die Milch in der Molkerei industriell erhitzt wird, verändern die in ihr enthaltenen Eiweißbausteine ihre molekulare Form. Jede Aminosäure, also jeder winzige Eiweißbaustein, kann in zwei jeweils spiegelbildlichen Formen existieren – in L- oder in D-Form. Im Prinzip ist ausschließlich die L-Form für unseren Stoffwechsel nutzbar. Beim Erhitzen von Lebensmitteln »wehren« sich die Eiweißbausteine allerdings, dabei können sie sich aus ihrer ursprünglichen L-Form in die D-Form verändern.

Dadurch verändern sich auch die Eigenschaften der Milch. Denn nur Eiweißbausteine in L-Form können im Innern unserer Zellen zu Proteinen verknüpft werden. Und nur in ihrer L-Form können sie überhaupt durch die feinen Schutzmembranen der Körperzellen eindringen. Dementsprechend sind Eiweißbausteine in D-Form weitgehend nutzlos für unseren Stoffwechsel. Die Leber kann zwar durch so genannte Transaminasen D-Aminosäuren in ihre verwertbaren L-Geschwister umformen, aber auch nur in begrenztem Umfang. Zurzeit konzentrieren sich Wissenschaftler auf eine neue

Was Sie sonst noch über Milch wissen sollten

Forschungsfrage: Könnten es etwa die D-Aminosäuren in ultrahocherhitzter Milch sein, die mitverantwortlich sind für Allergien?

Das Dilemma der Milchproduzenten

Weil Bakterien und auch Aflatoxine, die Ausscheidungen von Schimmelpilzen, in roher Milch recht hoch konzentriert sind, entwickeln Milchproduzenten immer neue Methoden, die darauf abzielen, möglichst viele Bakterien und Pilze abzutöten, ohne gleichzeitig allzu viele gesunde Bestandteile zu vernichten. Keine leichte Aufgabe, denn Milch haltbar zu machen bedeutet stets, ihr kostbare Biostoffe zu rauben.

- Eine Erwärmung um 13 Grad Celsius erhöht die Rate beim Abtöten von Mikroorganismen jeweils etwa um das Zehnfache, während gleichzeitig »nur« das Zweifache an wertvollen Nähr- und Aromastoffen verloren geht.

- Fettlösliche Vitamine wie E und D sowie wasserlösliche Vitamine wie B_2, B_3, Biotin und Pantothensäure bleiben beim Pasteurisieren der Milch weitgehend stabil. Doch die Vitamine Folsäure, B_1, B_6 und B_{12} sowie C werden in großem Umfang zerstört. Dies ist deshalb bedenklich, weil die erwähnten B-Vitamine für die Zellverjüngung und den gesamten Stoffwechsel von größter Bedeutung sind.

- Diese Argumente sprechen natürlich dafür, Vorzugsmilch zu kaufen, z. B. direkt beim Bauern oder auch im Naturkostladen. Deren Keimbesiedelung wird sehr streng kontrolliert; die Milch darf nicht erhitzt werden und muss einen natürli-

Haltbar gemachte Milch verliert an Qualität

chen Fettgehalt besitzen. Außerdem muss sie praktisch noch mit dem Melkvorgang abgefüllt, gekühlt und sofort an den Handel weitergegeben werden. Natürlich ist Vorzugsmilch teurer – und leider hat nicht jeder Gelegenheit, dieses naturbelassene Produkt zu erwerben.

Milchsäure: rechts- oder linksdrehend?

Sauermilchprodukte sind deshalb so gesund, weil sie Milchsäure enthalten, die mithilft, eine Laktoseintoleranz oder eine Allergie zu überwinden. In der Natur zersetzen sich Lebensmittel schnell unter dem Einfluss freier Radikaler, Bakterien oder anderer Mikroorganismen. Dabei können natürliche »Arzneimittel« entstehen, wie z.B. Essig durch Essigbakterien. Wenn sich Tiere in freier Natur eine Infektion zuziehen, suchen sie instinktiv nach essighaltigen, fauligen Nahrungsmitteln, um sich selbst zu kurieren. Auch saure Milchprodukte können ein solches Medikament aus der Apotheke der Natur darstellen.

Milchsäuren entstehen beim Abbau von Milchzucker. Genauso wie bei den kleinen Eiweißbausteinen gibt es auch von den Milchsäuremolekülen jeweils zwei spiegelbildlich angeordnete Formen mit unterschiedlichen Eigenschaften: die rechtsdrehende L(+)-Milchsäure und die linksdrehende (D-)-Milchsäure. Mit der eher körperfremden (D-)-Milchsäure kann unser Stoffwechsel nicht viel anfangen – ähnlich wie mit den Aminosäuren in D-Form. Dafür sind ihm die (L+)-Moleküle umso lieber, weil sie von guten Bakterien vorbehandelt und somit für den Stoffwechsel besser verwertbar sind. Sie wirken regulierend auf die Säureverhältnisse in Magen und Darm und bekämpfen gesundheitsfeindliche Pilze und Bakterien.

Buttermilch, Sauermilch und auch Quark sind besonders reich an (L+)-Milchsäure. Wenn diese Lebensmittel länger gelagert werden, bilden sich in ihnen aber auch zunehmend (D-)-Milchsäuren. Deshalb enthalten gereifter Käse und die typischen Lagerprodukte in den Kühlregalen der Supermärkte häufig sowohl (L+)- als auch (D-)-Milchsäuren. Trotzdem sind sie aber gesunde Lebensmittel.

Gesund bleiben mit den richtigen Milchprodukten

Wenn wir unseren Darm und unser Immunsystem wieder an Milch gewöhnen und in Zukunft beim Kauf von Milch und Milchprodukten auf höchste Qualität achten, dann werden Sahne, Käse und Co. zum besten Verbündeten unserer Gesundheit. Wir können uns wieder nach Herzenslust leckere Köstlichkeiten aus dem Angebot der Natur aussuchen. Die ständige Gewissensfrage: »Ist möglicherweise Milch in diesem Lebensmittel enthalten?« erübrigt sich. Von nun an dürfen wir im Restaurant wieder die komplette Speisekarte studieren, am Käsestand im Supermarkt oder im Bioladen

Haltbar gemachte Milch verliert an Qualität

unsere Auswahl ganz nach Belieben zusammenstellen. Wir müssen nicht mehr bei jedem Stück Schokolade oder Teegebäck bangen: »Hoffentlich vertrage ich es auch ...« Was die Ernährung betrifft, steht uns gewissermaßen wieder die ganze Welt offen.

Am meisten aber freuen sich natürlich unsere Körperzellen: »Endlich wieder reichlich Nährstoffe, gesunde Mahlzeiten!« Milch ist nun mal ein unersetzliches Lebensmittel. Dank monate- oder jahrelanger Fehlernährung mag sie zeitweise zur Belastung, zum Spielverderber für unsere mentale und körperliche Verfassung geworden sein. Doch wenn wir uns gesund ernähren, mit naturbelassener Kost, wenn wir auf Stress, Medikamente und Genussgifte möglichst verzichten, wird die Milch wieder zum Freund auf unserem Weg in ein neues, befreites Leben.

Register

Allergie 9, 13, 19, 22, 74, 131, 134, 139, 144, 153 f., 156, 163
Aminosäuren 37, 47, 84, 119, 121, 178 f., 181, 184
Amylase (Enzym) 43 f., 47, 65
Antikörper 144 f.
Autoimmunerkrankung 142

Bakterien 22, 32, 46, 52, 64, 70 f., 75, 78 f., 81 ff., 86 ff., 94, 97, 101, 105, 111 f., 116, 119, 126, 129 f., 136, 149, 159 f., 168, 175, 179, 184
Bakterien, aerobe 83
Bakterien, anaerobe 82, 84, 87
Bauchspeicheldrüse 25, 46 f., 52 f., 65

Bifidobakterien 99, 161
Blähungen 9, 16 f., 21, 25, 32, 37, 47, 49 ff, 60, 67, 69, 71, 91, 99 f., 102, 110, 117, 140

Candida albicans 148, 160 ff.
Candida-Pilze (s. Candida albicans)
Candidiasis 79
Candidose 147 f., 150

Darmentzündung 18
Darmflora 10, 24, 52, 81 f., 84 f., 87 f., 93, 97 f., 106 f., 121, 124, 129, 148, 160 ff.
Darmkollern 9, 15, 21, 37, 47, 49, 63, 67, 102, 117

Register

Darmpassage 67, 92
Darmperistaltik 51
Darmschleimhaut 10 f., 17,
19, 21 f., 25, 29 ff., 33, 39,
42, 47 f., 61, 66, 78 f, 88,
93, 95, 97, 105, 107, 114,
118, 126 f., 133, 135 f.,
143, 147 ff., 156, 160,
168
Dickdarm 22, 28, 48, 51 f.,
62, 70 ff., 75, 78, 81, 83,
97, 100, 111, 117, 121,
162
Divertikulose 79
Dünndarm 22, 28, 46 f., 49,
51 ff., 62, 69 f., 75, 77,
81 ff., 92, 94 f., 98 f., 103,
107, 112, 115 f., 121,
123 f.
Durchfall 9, 15 ff., 21 f., 32,
37, 40, 47, 49 f., 52 f.,
60, 63, 67 ff., 71, 78, 91,
99 f., 102, 106, 110, 112,
116 f., 126, 130, 140,
152

Eisenmangel 85 f.
Eiweiß, tierisches 20

Enzym 25, 31, 33 f., 36,
43, 49, 58 ff., 65, 91, 94,
113 f., 117, 123, 156
Enzymmangel 13, 15
Epithelgewebe 29, 41, 59,
94, 105
Epithelzellen
(s. Epithelgewebe)

Fehlernährung 13
Fettsäuren, gesättigte 20
Fettsäuren, kurzkettige 22,
70
Fettsäuren, ungesättigte 20,
87

Galaktose 21, 31, 59 ff., 69,
82, 94
Gicht 20
Glukagon 57
Glukose 19 ff., 31, 33,
38, 43 f., 58 ff., 69, 72,
77, 82 f., 94, 116, 162,
164

Haltbarmachung der Milch
171
Harnsäure 20

Register

Histamin 144, 163 ff.
H-Milch 177
Homogenisieren 176

Immunsystem 19, 131, 134,
136 f., 139, 142 ff., 154 f.,
158, 162, 167 ff., 174,
184
Insulin 47

Kalzium 76, 173
Kasein 22
Kohlenhydrate 20, 38, 43 f.,
47, 50, 52 f., 77, 121,
160, 164

Lactobacillus acidophilus
99 f., 104, 125, 161
Lactobazillus bulgaricus
104, 106, 110, 125
Laktalbumin 22
Laktase (Enzym) 19, 31 ff.,
34, 39 ff., 58 ff., 75, 86,
91, 94, 98, 103 f., 107,
111, 113, 115, 118, 123,
126, 128, 156
Laktasegen 111 ff, 114 f.,
118

Laktose 15, 19, 21 f., 28,
31, 41, 46, 50, 57, 59,
62, 64, 68, 71, 77 f., 89,
92 ff., 97, 100 f., 108,
111, 117 f., 122, 126,
178
Laktoseintoleranz 9, 15,
18, 24, 38, 55, 57, 63,
66 ff., 74 f., 80, 85 f.,
88 f., 98 ff., 104 ff., 108,
117 f., 122, 126, 133 f.,
143, 145 f., 150, 174,
183

Magensäure44 f., 65, 81,
129
Magenschleimhaut 45
Magnesium 76, 173
Methangas 71
Milchallergie 11, 18,
22 f., 33, 38, 131,
133 f., 140, 142 f.,
145 ff., 150, 152,
154 f., 158, 160,
162 ff., 167, 174, 178
Milcheiweiß 9 ff., 18, 22,
28, 31, 137 f., 143, 146,
152 f., 158 f., 176

189

Register

Milcheiweißallergie
(s. Milchallergie)
Milchsäure, linksdrehend
183
Milchsäure, rechtsdrehend
183
Milchsäurebakterien 99 ff.,
103 f., 108
Milchunverträglichkeit 13,
15 f., 27, 33, 37, 49,
105
Milchzucker 10 f., 15, 17 ff.,
22, 28, 31 ff., 41 f., 46,
50, 52 f., 57 ff., 67 ff.,
74 ff., 82 f., 86, 90 ff.,
94 f., 97 ff., 106 ff., 110 ff.,
114 ff., 123 f., 126, 128,
156 f., 183
Mineralien 20, 38
Morbus Crohn 18, 66, 79,
133
Mundgeruch 70 ff.
Mundschleimhaut 43
Muttermilch 21, 44, 58,
114, 138

Nukleasen 47

Omega-3-Fettsäuren 167
Osteoblasten 76
Pankreas
(s. Bauchspeicheldrüse)
Parasiten 46, 64, 119,
136
Pasteurisieren 177
Pepsin 45
Phosphor 76, 173
Pilze 30, 46, 64, 86, 119,
131, 136, 147, 159 ff.,
168, 184
Probiotics 55, 98, 100 ff.,
108, 131, 160 f.
Prostaglandine 144,
164 ff.
Proteasen 47, 65
Proteine 21, 36, 137

Radikale, freie 87, 183
Rezeptoren 31, 33, 59

Salzsäure 45
Schadstoffe
Schock, anaphylaktischer
142, 159
Serotonin 36
Sprue 79

Register

Spurenelemente 20, 38, 46,
48, 85, 104, 133, 138,
174, 180
Streptococcus thermophilus
104, 106, 110

Vagus-Nerv 36
Verstopfung 21, 37, 53
Vitamin C 163 ff., 174,
178
Vollkornprodukte 52, 77,
92, 113, 160, 162

Zweifachzucker
(Disaccharid) 21, 59

Klaus Oberbeil
Fett macht fit

Gesund mit Omega-Power

Fett macht schlank, vital, fit und gesund – wenn es das richtige ist. Klaus Oberbeil enträtselt das Geheimnis der Omega-Fettsäuren und verrät, warum das richtige Fett für Körper und Seele so wichtig ist. Wissenschaftlich auf dem neuesten Stand, erklärt er, wie man Omega-Fettsäuren nutzen kann, um abzunehmen und die natürliche Schönheit zu unterstützen. Und auch für mentale Gesundheit und psychische Stabilität, für Optimismus und starke Nerven sind sie von entscheidender Bedeutung. Mit einem Extrakapitel zur Frauengesundheit.

Ein informativer Ratgeber des Ernährungsexperten mit Diätprogramm und mit vielen Tipps für Körper und Geist.

176 Seiten, ISBN 978-3-7766-2565-3
Herbig

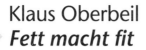

BUCHVERLAGE
LANGENMÜLLER HERBIG NYMPHENBURGER
WWW.HERBIG.NET